2021年度慢性病防治与健康教育科研项目

（课题编号：BJMB0012021025011）

2021年北京大学首钢医院高层次引进人才科研启动项目

（课题编号：GCCRC202105）

资助出版

好大夫专业守护宝宝健康

吴珺 著

U0396694

上海科技教育出版社

图书在版编目(CIP)数据

好大夫专业守护宝宝健康/吴珺著. —上海:上海
科技教育出版社,2021.11

ISBN 978-7-5428-7523-5

Ⅰ.①好… Ⅱ.①吴… Ⅲ.①小儿疾病-常见
病-诊疗 Ⅳ.①R72

中国版本图书馆CIP数据核字(2021)第095152号

责任编辑 吴 越
封面设计 李梦雪

好大夫专业守护宝宝健康
吴 珺 著

出版发行 上海科技教育出版社有限公司
(上海市闵行区号景路159弄A座8楼 邮政编码201101)
网 址 www.sste.com www.ewen.co
经 销 各地新华书店
印 刷 上海盛通时代印刷有限公司
开 本 889×1194 1/32
印 张 6
版 次 2021年11月第1版
印 次 2021年11月第1次印刷
书 号 ISBN 978-7-5428-7523-5/R·477
定 价 38.00元

◎ 序

　　今年5月底，国家三孩政策放开。这个好消息并没有让大多数年轻人高兴起来，养育焦虑已成为当今社会普遍面临的问题。如何养育健康的宝宝？宝宝生病怎么办？宝宝不会得了白血病吧？……这些都是年轻父母们最关心最头疼的问题。吴珺医生的新书《好大夫专业守护宝宝健康》，犹如久旱后的一场及时雨，是送给父母们的一本非常好的养育枕边书。

　　吴医生的专业方向是小儿血液病，她2008年从北京大学医学部博士毕业，一直在小儿血液病领域从事临床、科研、教学工作，具有丰富的临床经验和精湛的医术。本书是她多年在儿科领域的工作经验及心得总结，重点介绍了小儿血液病的医学科普知识。血常规是儿童体检及看病时经常做的一个检查项目，

·

针对一项或多项血常规指标异常提示哪些疾病等问题,吴医生在书中都进行了详细的讲解,充分解答了众多家长的疑惑。除此之外,本书还介绍了儿科门急诊的常见疾病及儿童保健知识,以便家长们全面地学习了解孩子的疾病知识。本书结尾部分,吴医生还分享了自己工作过程中经历过的几个暖心瞬间,体现了儿科医生的医者仁心以及医患之间的信任与温情。全书共5大章68小节,字里行间体现了吴医生不仅有极为专业的医学素养,还具有宽广的知识面,也是一位温暖的儿科医生。

"当医生,除了要有精湛的医术,还要有过硬的沟通和宣教水平。"正如吴医生书中所说,她在不断提高业务水平的同时,还多年如一日地笔耕不辍,撰写了很多健康科普文章,获得了很多健康科普方面的奖励。她的文章多来源于平日的工作经验积累,生动活泼、通俗易懂,具有极强的可读性、科普性。家长读她的文章,就如同和一位儿科医生朋友聊天,拉拉家常就把一种深奥的疾病给学明白了,把紧张焦虑的情绪给平复了。儿科实习医生或者基层儿科医生读她的文章,又像是听儿科主任在针对一些典型病例进行教学查房,总让人有茅塞顿开的感觉。

小儿之病,古人谓之哑科,以其言语不能通、病情不易测,这对儿科医生的工作能力及综合素质提出了极大的挑战。儿科医生需要有一双敏锐的眼睛,一颗洞察万物的"细"心,一颗博爱众生的"仁"心。吴医生的这本书中,就体现了一名优秀儿科医生的职业素养。她在各种常见症状背后发现了临床工作中时常见到的漏诊、误诊或延误送诊等事件,提醒家长们注意防范,因此写了"孩子贫血,有时候补铁越补越严重""孩子骨痛多看几个科室""孩子长期发热要小心这些病""孩子腹痛那些事"等文章。她把家长们当作朋友,教授她们"儿科就诊秘笈""高热宝宝就诊必带的5样物品""常备药搞定孩子小毛病""带宝宝长途旅行必备的4大类药物"等多个小妙计,因此这些年来,吴医生一直拥有众多家长朋友粉丝。她更把孩子们当作好朋友,她说:"站在孩子的角度,去理解他们肉体的痛,体会他们心中的苦,用温暖细致的话语和行动去感化他们,作为医生,收获到的将是一份孩子对你的信任、喜爱和依赖,如此,才能抚慰孩子心灵上的苦、治好孩子身体上的病!"

儿科医生的工作繁琐劳累,难能可贵的是,吴医生在高强度的工作之外,能挤出时间和精力来撰写科普文章,这也足以看出她对科普工作的热情和喜爱。作为一名儿科医生及科普专家,她有着极强的使命感及责任感,工作之余,默默地把功夫都用在看书、写作、思考上,用自己的能力造福无数的家庭和孩子!

顾　晋

2021年11月于北京

◎ 前言

我是一名小儿血液科医生，2008年医学博士毕业后，先后工作于北京大学人民医院、北京大学首钢医院。我与医学科普写作结缘于2010年，当时北京大学人民医院要求每个科室推选一名医生担任健康教育宣传员，时任儿科主任的刘桂兰主任知道我平时有爱好写杂文的习惯，便让我担任儿科健康教育宣传员。最初我只是写一些简单的科普文章，比如小儿发热的护理、小儿常见传染病的鉴别等。文章写得很普通枯燥，丝毫没有引起家长们的兴趣。后来医院联合主办的《健康世界》杂志开始向全体医护人员征稿，我结合工作经验把儿科常见病和多发病都写成了科普文章，抱着试试看的心理投了一些文章到这个杂志，都陆续得到了采用，这使得我对科普写作的热情开始逐步上涨。

近些年，我先后通过北京大学人民医院宣传处副处长钟艳宇、北京大学首钢医院宣教中心主任刘金良的引荐，结识了科普媒体的一些编辑朋友，有《北京青年报》的郭小景、李洁老师，《健康时报》的井超、林敬老师，《生命时报》的单祺雯老师等。她们是我科普写作中的良师益友，她们专业的编辑润色使我的文章增色了不少，我深刻地体会到"言之无文，行而不远"，写出生动有趣的科普文章成了我对自己的基本要求。在大家的帮助和自己锲而不舍的努力下，我在科普写作方面开始小有成就。在近些年的卫生健康好新闻评选等活动中，我的科普文章数次获奖，并且在"敬佑生命·2016荣耀医者公益评选活动"中，我获得了科普影响力奖。

近20年来，我在工作中以及网上诊室共接诊了上千名患有血液病的孩子，也结识了很多因为孩子的血常规不是完全正常而着急担心的家长。血常规是6个月婴儿到3岁幼儿每次体检的必查项目，也是孩子每次生病后去医院看病的常规检查项目。从血常规能不能鉴别出孩子是否患有白血病？血常规上显示贫血会有哪些病因？孩子发热后白细胞降低了会不会是血液病？孩子感冒后发现血小板增多了怎么办？……一张小小的血常规化验单，却引发了很多经常困扰家长们的问题。

提到儿童血液病，大多数家长总是会有先入为主的想法，觉得孩子只要得了血液病就是得了绝症。实际上儿童血液病包含很多种疾病，大多数都是良性的疾病。即使是儿童白血病，目前由于医疗水平的进步，也已经是可以战胜的癌症了。一次简短的问诊只能解决一名家长的困惑，而把那些共性的问题写成详细的文章,就能惠及更多的家长——怀着这种济世救人的医学初心,我在医学科普的写作道路上笔耕不辍,越走越远。

儿科疾病科普书籍目前市场上并不少见,但是有关小儿血液病知识的科普书籍却不多。作为一名小儿血液科医生,我觉得有责任把一些常见的儿科疾病科普知识,尤其是小儿血液病知识传递给那些面对孩子不正常的血常规"心有千千结"的家长们,让他们通过学习,增加科学知识、减少无谓的焦虑,在育儿过程中应对可能到来的意外时多一份淡定与智慧。

由于小儿常见疾病各种症状之间有着千丝万缕的联系,我在本书中不仅对小儿血液病做了科普讲解,还介绍了儿科门急诊的常见疾病,并对某些相关疾病做了一些知识补充,以便家长们全面地学习、了解孩子的疾病知识。本书也适合广大基层儿科医生和医学生阅读,通过阅读真实生动的案例,收获实实在在的儿科医学知识,相信对他们的临床工作和学习会有很多的启发和帮助。

本书在完稿过程中有幸得到了著名画家周洪科老师的支持,他通过多幅妙趣横生的手绘插画对本书的文字内容做了生动补充,增加了本书的趣味性。手绘插画结合科普内容的出版方式,这对我来说也是一次新的尝试,希望能给广大读者带来耳目一新的感受。

祝天下所有的宝贝健康快乐成长!

吴 珺

2021 年 11 月

目　录

第一章

宝宝们的那些事

第一节　婴儿辅食添加要点

婴儿4～6月龄时消化系统发育已较成熟,中华医学会儿科学分会儿童保健学组建议婴儿引入其他食物的年龄不能早于4月龄,也不宜迟于8月龄,多为4～6月龄。在添加婴儿辅食的过程中,家长们需要注意以下几个问题。

一、奶类优选

母乳仍是婴儿的首选食物,鼓励母乳喂养至2岁。建议6～

12月龄的婴儿继续母乳喂养,如母乳不能满足婴儿生理需求时,可使用婴儿配方奶予以补充。奶类应是6～12月龄婴儿营养需要的主要来源,6～12月龄婴儿每日仍应维持乳量在800 mL左右,幼儿每日至少摄入乳类500 mL。

二、循序引入

婴儿第一阶段的食物是半固体食物,为特别制作的婴儿产品或家庭自制的富含营养素的泥状(茸状)食物,多为植物性食物,包括强化铁的米粉、水果泥、根茎类或瓜豆类的蔬菜泥。强化铁的谷类食物如米粉,因可补充铁营养、易于消化又不易过敏,多为引入的第一种食物,可以用母乳或配方奶调配。7～8月龄后逐渐引入婴儿第二阶段的食物,即固体食物,食物的品种接近成人食物,硬度或大小应适度增加,如末状、碎状、指状或条状软食,包括水果、蔬菜、鱼肉类、蛋类。1岁以内婴儿的辅食应当保持原味,不加盐、糖等调味品。1岁后应选择易消化的家常食物,食物质地适宜,可少量添加盐与油,进食的规律与家人一致。2岁后幼儿食用家庭膳食,仍要少盐

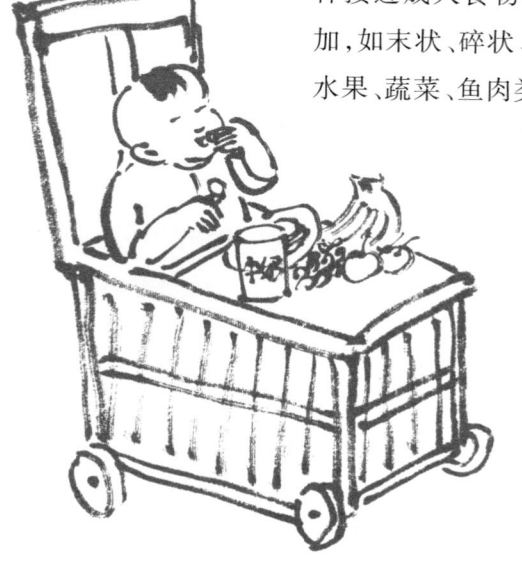

少糖,避免食用腌熏制品、含糖饮料等高盐、高糖和辛辣刺激性食物。幼儿3岁前应避免食用容易引起窒息的食物,如花生、瓜子等坚果类食物。

三、逐渐适应

婴儿接受一种新食物需要有适应的过程。每添加一种辅食后,家长们要注意观察孩子的精神、食欲、大小便是否受到影响,如果无甚影响,两三天后就可逐渐加量。建议每次让孩子尝试一种新口味,等孩子慢慢适应一周后,再添加另一种。在孩子适应了单味辅食后,可以开始混合两种或两种以上的食品一起喂哺(如从菜粥到鱼泥粥,再到鱼泥菜粥等)。新食物的量应由少到多,即从开始一勺逐渐加量,至6~7月龄后可代替1~2次乳量。应在婴儿健康、消化功能正常时逐步添加,辅食可选择在喂奶之前孩子有饥饿感时添加,此时较易加量。在孩子生病期间,应暂缓添加辅食,康复后先逐步过渡到以前的饮食,以后再循序添加。

四、尝试多种多样的食物

应让婴儿逐渐开始尝试和熟悉多种多样的食物,特别是蔬菜类,可逐渐过渡到除奶类外由其他食物组成的单独餐。随着月龄的增加,也应根据婴儿的需要增加食物的品种和数量,调整进餐次数,逐渐增加到每日三餐(不包括奶类进餐次数)。家长应注意限制孩子果汁的摄入量和避免提供低营养价值的饮料,以免影响孩子的进食量。

五、进食技能培养

婴儿的进食技能发育水平与进食习惯培养及生长发育有关。家长应逐步培养婴儿的进食技能：4～6月龄时从勺中取食，7～9月龄时用杯喝水，10～12月龄时用手抓食（指状食物可帮助婴儿进食，增加进食兴趣，有利于眼手动作协调和培养独立进食能力），12月龄时用吸管杯饮水，15月龄起弃用奶瓶。

六、注意饮食卫生

膳食制作和进餐环境要卫生，餐具要彻底清洗消毒，食物应合理储存以防变质，严把"病从口入"关，预防食物中毒。给婴儿的辅食应现做现食，剩下的食物不宜存放时要弃掉。

第二节　幼儿补钙的学问

对于1～3岁的幼儿，其钙质的每日建议量是600 mg。父母可以根据孩子每日摄取的食物大致计算一下所摄取的钙质，用以评估是否需要额外补充钙质。

可通过以下方式达到理想的钙质摄取：①富含钙的食品，如牛奶、骨头汤、虾皮、鱼类、豆制品、蛋黄、芝麻酱、小白菜、芹菜等；②钙质强化食品；③钙质补充剂，即钙片。补充钙质的最好方式是食用含钙质丰富的食物或钙质强化食品,如把豆腐和鱼一起炖、虾皮切碎煎蛋吃、西红柿与鸡蛋同炒、烹调鱼或排骨放些醋等,这些方法都可使钙的吸收和利用率大为提高。少吃高盐、高油、高蛋白饮食,少吃高磷食品如汽水、可乐等,前者增加钙的排出,后者妨碍钙的吸收。一般来说,当饮食无法满足充足的钙质摄取时才考虑钙剂的补充。

调查显示,我国1~3岁婴幼儿饮食中的钙仍达不到需求量。为预防缺钙,正确的方法是同时补充维生素D和钙。因为一般单纯补钙效果并不好,补钙同时补充维生素D,才有利于钙质吸收。补充维生素D有以下方式:①晒太阳,晒太阳时不要隔着玻璃窗,因为阳光中的紫外线很少能穿透玻璃窗,而且要尽量多露出皮肤,增加皮肤对维生素D的合成;②口服鱼肝油(维生素AD滴剂),口服困难或腹泻等影响吸收时,还需定量肌内注射维生素D_3。由于我国儿童维生素A边缘缺乏率较高,我国儿科医务保健工作者选择维生素A、维生素D同补的制剂作为预防干预措施,建议补充到3岁。

儿童正处于成长发育阶段,家长们特别注意孩子的健康状况,担心由于营养不良、缺钙等造成发育不良,但补之不当则适得其反,因此家长在对孩子进行种类营养素的补充时,要尽量选用儿童专门制剂并注意正确的用法及用量。儿童补钙过量会造成高钙尿症,增加了泌尿系统形成结石的机会;会使骨骼过早钙化,骨骺提早闭合,长骨的发育受到影响,终末身高受到限制;血钙浓度过高,使钙沉积在内脏或组织,若在眼角膜周边沉积将会影响视力,在心脏瓣膜上沉积将会影响心脏功能,在血管壁沉积将加重血管硬化等。维生素 D 摄入过量,儿童机体钙吸收增加会导致高钙血症,表现为表情淡漠、皮肤干燥、呕吐、多饮多尿、体重减轻等。疑有佝偻病或缺钙的儿童,应在医生指导下合理补钙、补充维生素 D。另外,科学研究表明,单纯补钙不能促进儿童的身高增长,所谓"吃了补钙品就长高"的广告宣传缺乏科学依据。为了增加儿童的骨骼矿物质含量或骨密度,单纯靠钙补充品需要持续很长时间,费用支出也非常大,对于大多数家庭将是一笔较大开支。

第三节　如何让宝宝拥有优质睡眠

红苹果社区是个新兴社区,近些年来随着大龄适婚青年生育高峰的到来和生育政策的放开,小区里诞生了很多可爱的宝宝。妈妈们平时有空常常聚在一起,交流育儿经验,分享育儿心得。

今天大家讨论的话题是宝宝的睡眠问题。豆豆妈妈首先说:"我家豆豆每天晚上都要和我们玩到十一点多钟才肯睡觉。"小小妈妈紧随其后:"小小晚上睡觉总不老实,老是蹬被子。"乐乐妈妈也很焦虑:"乐乐睡觉倒是很早,就是一睡觉就打呼噜。"

在众多妈妈里,牛牛妈妈最受欢迎。为啥?因为牛牛妈妈是位儿科医生，牛牛又是一个活泼健康的娃娃，因此，每次大家讨论时，牛牛妈妈说话虽然不多，但份量最重。今天牛牛妈妈一直没有发言，她微笑着听大家都倒完了苦水，慢悠悠地说："我来和大家分享一下我的经验，看看对你们有没有帮助。"

一、睡眠前

（一）饮食

睡前不给孩子吃得太饱，不给孩子喂大量水或液体食物，这样可以减少胃肠道的负担，减少孩子起夜次数。

（二）活动

睡前不给孩子看恐怖片、打斗片等，不让孩子玩得过度兴奋，让孩子逐渐养成在固定时间内上床睡觉的良好习惯。

二、睡眠时

（一）房间环境

把卧室的灯光调暗，减少在房间走动，手机改成震动或静音，大人之间尽量不要交谈。

（二）人文关爱

家长可陪孩子一同入睡，或者在孩子旁边安静地阅读。睡前家长可以给孩子一个温暖的拥抱，或亲吻一下孩子的额头，和孩子说："晚安！爸爸妈妈爱你！"让孩子充分感受到父母对他的疼爱，在幸福愉悦的氛围中安然入睡。

（三）寝具

固定孩子的睡眠地点，给孩子准备厚薄合适的被子，睡觉

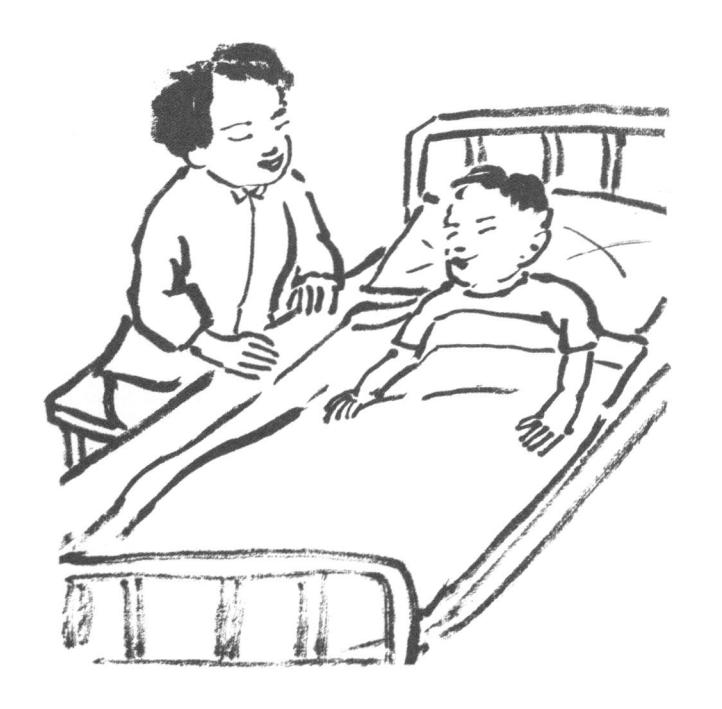

时可以把孩子的小手放在被子外面。要勤给孩子换枕巾以保持清洁,孩子的被褥应经常在阳光下暴晒。

三、影响孩子睡眠的常见疾病

（一）湿疹

湿疹会引起瘙痒,夜间孩子睡觉后,被子里温度升高会加剧瘙痒,孩子会搔抓不安,导致睡眠不踏实。

（二）腺样体肥大

2～6岁为腺样体增殖旺盛的时期,腺样体肥大会引起鼻塞、张口呼吸的症状,尤以夜间加重,出现睡眠打鼾、睡眠不安。

（三）佝偻病

一旦孩子缺钙，就会出现睡眠不安、易惊醒、夜汗多等情况，可能还会有枕秃、肋骨外翻、X型腿、O型腿等情况。

（四）寄生虫病

寄生虫病如蛔虫病、蛲虫病等会引起孩子夜间睡眠不安、夜间磨牙、肛门瘙痒等症状。

（五）呼吸道感染

孩子呼吸道感染常伴随有鼻塞等症状，孩子在睡觉时会感觉不舒服，出现揉鼻等表现，也会影响睡眠。

如果孩子有以上几种疾病，应该及时就医、积极治疗，疾病痊愈后孩子的睡眠质量会大大改善。

听完牛牛妈妈的话，大家纷纷表示学到了很多，以后在面对宝宝的睡眠问题时，不会再焦虑烦恼、手足无措，而是会找出原因、对症下药，让宝宝拥有优质的睡眠！

第四节　宝宝夜半磨牙为哪般

安安是个健康活泼的4岁小男孩，白天去幼儿园上学，晚上回家，每天晚上八九点就上床睡觉，生活很有规律。可这几天细心的安安妈妈发现，安安常常半夜磨牙，听着小牙咯吱咯吱的声音，安安妈妈很是心疼，而且担心这样下去安安的牙也会

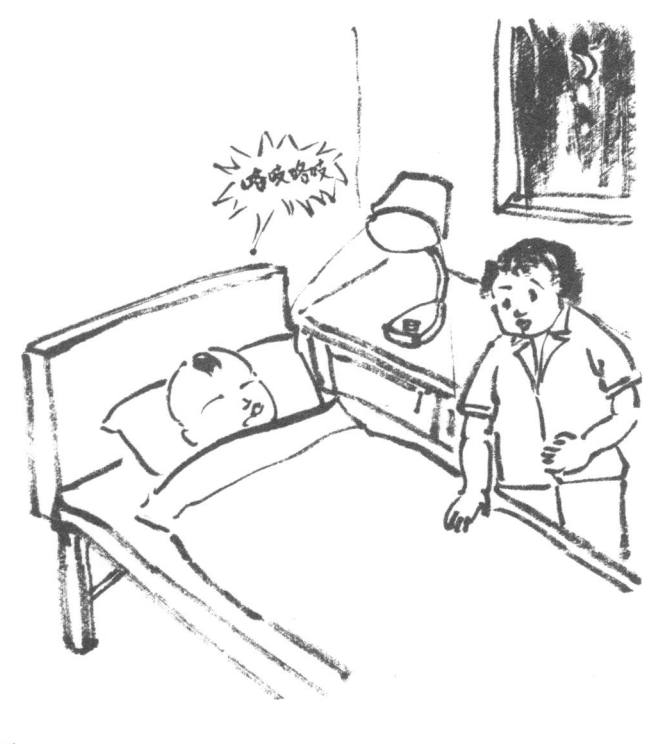

磨坏。

　　带着这样的困惑，安安妈妈带着安安来到了儿童保健门诊，向周大夫说明了事情的原委，并急切地问道："宝宝磨牙，是不是肚子里长虫了？怎样治疗宝宝的磨牙呢？"周大夫耐心地向安安妈妈讲解了儿童磨牙的常见原因及对策。

一、肠道寄生虫

　　肠内寄生虫病，尤其是肠蛔虫病，在儿童中相当多见。蛔虫产生的毒素刺激肠道，会使肠蠕动加快，引起消化不良、睡眠不安,从而导致磨牙。

对策:小朋友们应该及时去医院进行检查,如果有肠寄生虫病,就应及时驱虫治疗。

二、精神因素

小儿白天情绪激动或紧张、过度疲劳,在晚间看惊险的打斗电视节目,入睡前玩耍后过度兴奋等因素都会引起夜间磨牙。如果因某件事情长期受到爸爸妈妈的责骂,引起压抑、不安和焦虑,也会出现夜间磨牙的现象。

对策:睡前避免过度玩耍,晚上少看电视,营造一个舒适安静的睡眠环境。同时,父母应多给孩子关爱和鼓励,家庭成员之间要互相体谅谦让,努力创造和谐温馨的家庭氛围。

三、消化功能紊乱

宝宝在临睡前吃得过饱或吃了不易消化的食物,胃肠道的负担会加重,在宝宝入睡后可能刺激大脑的相应部位,通过神经引起咀嚼肌持续收缩。

对策:磨牙期间应少食并且尽量避免油腻、煎炸及辛辣食品。晚餐要清淡,不宜吃得过饱。还可根据宝宝年龄特点,观察宝宝有无脾胃功能异常的情况,根据情况给予调和脾胃的中医药治疗。

四、营养不均衡

患有维生素D缺乏性佝偻病的孩子,由于体内钙、磷代谢紊乱,会引起骨骼脱钙、肌肉酸痛和自主神经紊乱,常常会出现多汗、夜惊、烦躁不安和夜磨牙。有报道称缺锌和缺乏维生素B也会引起儿童磨牙。

对策:磨牙的宝宝千万不能挑食,要尽量做到均衡摄入多种食物的营养。同时,可以到正规医院进行检查,若有微量元素缺乏,可在医生指导下进行合理补充治疗。

五、睡眠姿势

儿童夜磨牙与睡眠姿势有一定的关系。睡眠时全身肌肉处于放松状态,但是儿童处于俯卧位时,下颌会受到头部的压力。下颌为了摆脱受到的压力,即产生磨合,形成夜磨牙。若儿童睡眠时不断翻动身体或改变睡眠姿势,也会产生一过性夜磨牙。

对策:家长应当指导孩子养成良好的睡眠习惯,不要固定一种睡眠姿势,否则不仅可能导致或加重夜磨牙症状,还可能对孩子的头面部发育产生影响。

六、咬𬌗异常

儿童正处于替牙时期,随着乳牙脱落及恒牙萌出,咬𬌗关系相对不稳定,会出现一些暂时性的咬𬌗紊乱,但是这种咬𬌗关系会随着恒牙的逐渐萌出自行调整。也有些儿童确实存在乳牙列拥挤、反𬌗等咬𬌗问题,这些问题不会随着建𬌗过程自行改善,反而会影响儿童牙齿的发育。

对策:家长应该带宝宝去儿童口腔科门诊就诊,请专业医生帮助治疗。

睡眠磨牙在小儿及青春期的青少年发病率较高,随着年龄的增长,大脑功能的逐渐完善,其发作率会逐年下降,长大后自愈。周大夫最后提醒安安妈妈,当发现家中小孩磨牙时,最好能请医生评估,排除可能的全身性因素之后,再定期复诊、密切观察,充分给予小孩生理及心理上的支持,这样才是最恰当的治疗方式。

第五节　儿童便秘

这一天,我的诊室来了一位忧心忡忡的妈妈:"医生,我家娃娃3岁,经常便秘,这不,又快1周都没排大便了,怎么办?"我连忙安慰家长:"别着急啊,我先来帮你分析一下孩子便秘的原因。"

儿童便秘在儿科门诊并不少见,其中功能性便秘占小儿便秘的90%以上,主要表现为大便次数减少、排便困难和大便干燥、硬结,患儿生长发育正常,无全身疾病。

一、儿童便秘的原因

(一) 饮食结构不当

这类孩子往往偏食,喜食肉类,少吃或不吃蔬菜,食物中缺少纤维素,另外喝水少。

（二）肠道功能紊乱

生活不规律,没有养成按时排便的习惯,未形成按时排便的条件反射。尤其是一些刚上幼儿园的宝宝,因为担心自己在学校排大便没有人擦屁股,因此会忍着不排大便,使得大便在大肠中停留时间过久,大便水分被吸干而变干硬,结果就很难排出,导致孩子对排便有恐惧感,这样就形成了恶性循环,久而久之,就会形成便秘。

（三）药物影响

有些孩子因为患肿瘤性疾病,为了减轻化疗的胃肠道反应,同时用了止吐药物,会引起便秘。

（四）器质性便秘

肠梗阻、肠闭锁、先天性巨结肠等。器质性便秘多表现为顽固性便秘,孩子的生长发育会受到影响,有时会出现腹痛、腹胀、呕吐等情况。

听我讲完这些后,孩子妈妈若有所思地点点头:"我们家孩子就爱吃肉,不爱吃蔬菜和水果,也不爱喝水,而且,早上起床晚,常常来不及上厕所,就匆匆忙忙去幼儿园了,大概这些都是引起他便秘的原因。"

二、如何治疗孩子的便秘

（一）排便习惯训练

排便习惯训练常常开始于出生后的第 8 ~ 12 个月前后,家长应规律孩子上厕所的时间,鼓励孩子在进食后(特别是早餐后)半个小时内坐马桶5~10 min,每天1~2次。对于3岁以上孩子,最好固定一个时间点,比如选择在饭后半个小时,因为饭后肠胃蠕动明显,所以更容易排出大便。一般几周后,到了固定的时间点,孩子一坐到便盆上,就会条件反射想要拉大便,这样就可以养成每天坐盆大便的好习惯。但是一定要记得孩子的耐心是有限的,一般一次时间要控制在5 min之内,不然孩子会烦躁,更不愿意排便了。

（二）调节饮食结构

增加膳食纤维的摄入,包括谷类、薯类、蔬菜和水果等。含膳食纤维较多的食物有:韭菜、芹菜、香蕉、梨等。1岁以上的孩子应喝足够的水(不包括牛奶)。不应该用饮料代替白开水,以免增加热量摄入。

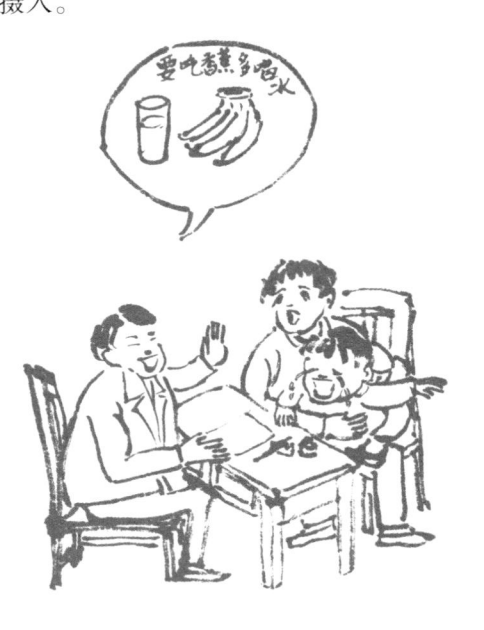

（三）口服微生态调节剂调节胃肠道菌群

可以给孩子服用一些益生菌来调节胃肠道菌群，如双歧杆菌三联活菌胶囊、地衣芽孢杆菌活菌片等。

（四）口服缓泻剂

如乳果糖、聚乙二醇等，长期服用这些药物没有依赖性，也基本没有毒副作用，但服用过量时容易引起腹泻。

（五）开塞露

当孩子急性便秘时可以用，但不能长期使用。

（六）中医中药治疗

根据中医辨证采用中成药、汤药或针灸疗法等。

以上治疗便秘的方法，需要根据孩子的情况综合应用，能收到比较不错的治疗效果。

孩子妈妈听完我的讲解后，一下子放松了心情。我给孩子开了一些乳果糖和开塞露，并叮嘱她回去训练孩子的排便反射，好好调整孩子的饮食结构。她高兴地离开了诊室。

第六节　宝宝有种腹泻不用治

这一天，我的专家诊室来了一位焦虑的母亲，她举着一个便盒，火急火燎地对我说："大夫，快给我开化验单，给孩子检查下大便。"半小时后，她抱着孩子、拿着化验报告单出现在我面前,满面的焦心与忧愁。经过询问,我得知她的孩子晶晶是一个出生2个月的宝宝,生后一直母乳喂养,吃奶、睡觉都挺好,体重长得也不错,可唯一的毛病就是一天拉很多次稀便。晶晶妈妈为了给孩子看好腹泻病,跑了多家医院,做了很多次化验,检查结果显示都是正常的,好多大夫告诉她晶晶不需要治疗,但她还是不相信,今天又来我们医院就诊了。

经过问病史、查体、翻阅孩子多次的化验检查单,我断定孩子的病确实是一种不需要治疗的腹泻——生理性腹泻。接下来,我给晶晶妈妈讲解了"生理性腹泻"这一知识。

一、疾病特点

生理性腹泻多见于出生6个月内的婴儿,生后不久即出现腹泻,每天大便次数多,甚至十几次,每次大便量不一定很多,其中含少量水分,一般没有特殊腥臭味。除了大便次数多以外,没有别的异常表现,吃奶、生长发育都正常,孩子一般外观略胖,还常有湿疹。

二、病因

目前认为可能是因为孩子对乳糖不耐受。

三、治疗

无需药物治疗,一般在孩子大一点添加辅食以后,大便都能逐步恢复正常。

四、护理

由于孩子的大便次数多,应加强护理,及时更换尿布,用温水清洗臀部及会阴部,并尽量保持臀部干燥,否则就有可能引起臀部皮肤发红,甚至局部感染。对于已经有"红屁股"的孩子,可以涂抹鞣酸软膏。

五、注意

如果宝宝的大便次数突然增加,大便内水分增多,有臭味,就很可能有其他因素加重了现有的腹泻。此时应该积极就医,寻找原因,去除造成腹泻的因素,积极给予治疗,直到恢复正常为止。

听完了我的讲解后,晶晶的妈妈眉头舒展了开来,高兴地带着晶晶回家了。

第七节　宝宝总想尿尿是怎么回事

今天一早,我的好朋友口腔科赵医生就给我打来电话:"昨天幼儿园老师说娃娃总去厕所排尿,可是我给她做了尿常规的化验,结果是正常的,这是怎么回事呢?"

尿频、尿急、尿痛,这是尿路感染的常见症状,有的孩子还会出现发热。通常来说,家长们凭着基本的医学常识,当孩子出现这些症状时,会怀疑孩子存在尿路感染,进而给孩子化验尿常规。如果孩子的尿常规有问题,医生们会给孩子做出相应诊断及治疗。

赵医生的孩子出现了尿频的症状,不是尿路感染,那又是怎么一回事呢?经过我仔细询问,赵医生回想起来:前几天孩子刚刚上幼儿园,有一次尿湿裤子被老师批评过,之后就开始出现了尿频症状。

这种尿频被称为"神经性尿频",特点是白天尿频、尿急症状明显,晚上消失。如果孩子出现了这种症状,家长和老师的最佳处理方法是保持淡定,不去刻意关注和指责孩子:"刚尿完为什么又尿啦?""怎么每次就尿那么一点点?"如果孩子尿湿了裤子,就帮孩子换上干净的内裤,不作任何评价。一两周后孩子就会自愈。这种病不管男孩女孩都会发生,只要治愈了,对以后没有任何妨碍。

我把我的处理意见告诉了赵医生,过了些日子,我上班碰到赵医生,她开心地告诉我,我那"冷处理"的招数很好使,孩子逐渐就没事啦!

第八节　6岁孩子还总尿床怎么办

今天下班后,我在小区里碰到了东东的妈妈,她一脸苦恼地向我倾诉："东东都已经6岁了,现在还每天晚上都尿床,家里的床单都不够换了,这该怎么办?"我马上意识到,东东可能得了儿童遗尿症。

儿童遗尿症是指5岁以上的孩子还不能控制自己的排尿,夜间常尿湿自己的床铺,白天有时也有尿湿裤子的现象。遗尿症在儿童期较常见,据统计,4岁半时有尿床现象者占儿童的10%～20%,9岁时约占5%,而15岁仍尿床者只占2%。本病多见于男孩,6～7岁的孩子发病率最高。遗尿症患儿多数能在发病数年后自愈,女孩自愈率更高,但也有部分患儿,如未经治疗,症状会持续到成年以后。

遗尿有些是由于泌尿生殖器官的局部刺激,如包茎、包皮过长、外阴炎、先天性尿道畸形、尿路感染等引起,其次与脊柱裂、癫痫、糖尿病、尿崩症等全身疾病有关。但是绝大多数儿童遗尿症与疾病无关,是心理因素或其他各种因素造成的。约62%的遗尿症患儿的父母或其他亲属曾有过类似病史,说明本病可能有遗传倾向。

家里有个总尿床的娃娃该怎么办? 首先,尿床不是孩子的错,家长要给孩子更多理解和关爱,帮孩子树立信心,还要让孩子养成正确的生活习惯,比如让孩子白天多喝水,晚上睡前3～4 h限制喝水及其他液体的量,避免夜间膀胱充盈;还要控制晚餐时间,避免饭后剧烈运动,让孩子尽早进入睡眠状态,并提醒孩子把尿排空再上床。孩子夜间遗尿大多存在大脑觉醒中枢发育延迟,夜间睡眠沉、叫醒困难。针对这种情况,通过觉醒训练能有效改善,家长要做的就是摸清孩子夜间尿床规律,争取在孩子膀胱胀满即将尿床之际唤醒他。家长可帮助患儿在生活上实行"三定"原则：晚饭定时、睡眠定时、晚饭至睡前饮水定量。在"三定"原则下，夜间相应时间所产生的尿量相对稳定，遗尿出现时间也将相对固定。

需要注意的是，以前不尿床的孩子，突然开始每晚都尿床的话，必须要带孩子去医院检查一下，看看孩子是否存在器质性疾病，比如儿童糖尿病、尿路感染等。

第九节　怎样护理宝宝的乳牙

一、维生素D、钙和磷是牙齿发育必不可少的营养素

"日光浴"可以促进维生素D合成。0~2岁的宝宝一般常规使用维生素AD制剂来预防佝偻病。母乳和婴儿奶粉含有丰富的钙和磷，是宝宝牙齿发育不可缺少的营养来源。

二、合理喂养

及时给宝宝添加辅食，既补充营养，又有助于乳牙的发育。多食纤维性食物，适量地补充蛋白质、维生素A、维生素D及钙、磷等，能提高牙齿的抗龋能力。

三、牙床锻炼

给宝宝吃些较硬的食物，如饼干、面包干、苹果、梨等，既可锻炼牙齿又可增加营养。可以使用由硅胶制成的牙齿训练器，让宝宝放在口中咀嚼，以锻炼宝宝的颌骨和牙床，使牙齿萌出后排列整齐。

四、乳牙清洗

宝宝长出第一颗乳牙时，就要用干净的纱布帮其洗牙。每次哺乳后、喂食后以及晚上睡前，家长都应用纱布缠在手指上帮助宝宝擦洗牙龈和刚刚露出的小牙。2岁后，家长要帮宝宝准备头小毛软的幼儿牙刷，早晚两次教宝宝刷牙，也可以在宝宝进食后喂点温开水，以起到冲洗口腔的作用，还可以在每天晚餐后用2%的苏打水清洗口腔，防止细菌繁殖而发生龋齿或口腔感染。

五、牙医检查别忽略

乳牙全部萌出后，最好每半年给宝宝做一次口腔检查。

第十节　做好5点，帮孩子长个

春天来了，万物生长的季节到了。由于春季阳光充足，孩子的户外活动开始增多,维生素D合成与钙吸收增加,因此每年四五月份都是孩子的"长高旺季"。做父母的都希望孩子能长高,所以不能忽视这个黄金时期,一定要做足功课,当好孩子的"后勤兵"。

一、多晒太阳补维生素D

孩子的身高除了与遗传有关,还受到多种外界因素影响,阳光就是其中之一。我们常会发现,一些晒得黑黑的孩子往往结实高大,很少生病,这是因为阳光是人体生长发育的重要"营养元素"。骨骼的生长需要钙,但一味补钙却并不一定都能被身体吸收利用。而多晒太阳可以促进维生素D的合成,进而改善血液中的钙、磷代谢,促进儿童长高。一般来说,上午9点或下午4点左右是一天当中最佳的晒太阳时间,家长要多在这两个时间段带孩子去户外玩耍,时间以1~2h为宜。春天的阳光不是很猛烈,在温度不太低的情况下,尽可能让孩子多暴露皮肤,多晒晒背部,但也不要让孩子一直在阳光下暴晒,最好每隔十几分钟就到阴凉处休息一会,并注意补水。需要提醒的是,隔着单层玻璃晒太阳,紫外线减少60%,因此还是要带孩子到户外,享受阳光的沐浴。南方地区春季经常阴天,但家长不必过于担心,因为阴天时也有紫外线,只是强度没那么大;也不必每天都晒太阳,一周不少于3次即可。

二、早喝牛奶,晚喝酸奶

均衡的营养有助于孩子长高,除了保证饭量,还要适当多

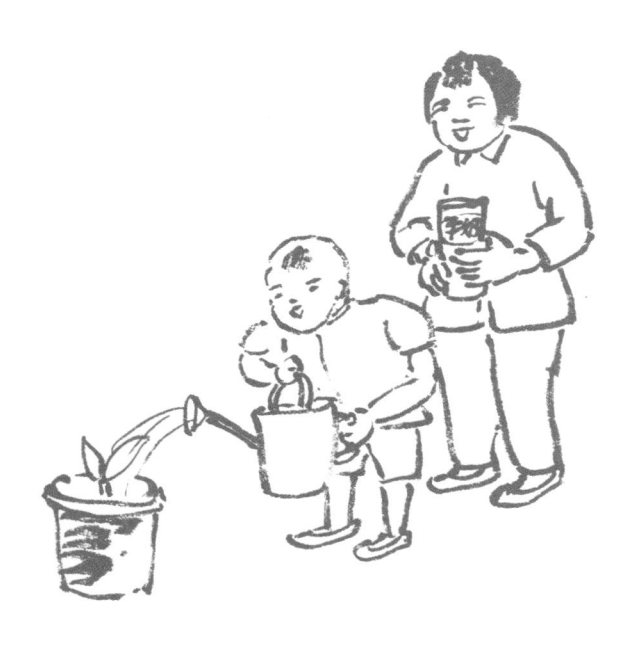

吃豆腐、鸡蛋、虾、鱼、紫菜、海带、西兰花等食物,保证优质蛋白、维生素以及钙、磷、镁等矿物质的摄入。尤其要保证奶制品的摄入量,建议早上喝一杯(500 mL)牛奶,晚上喝一杯(150 mL)酸奶。牛奶中的营养素很全面,符合儿童生长发育的需要。早餐喝牛奶能给一天的活力提供保障,记住要搭配面包、鸡蛋等食物,不要空腹喝牛奶。如果牛奶是煮过的,不要丢掉奶皮,以免损失维生素A和各种脂类。酸奶的营养成分与鲜奶相近,但包括钙在内的多种成分都有所提升,而且更易被人体吸收;其中的乳酸菌能促进肠道微环境平衡,增强消化功能;乳酸还可与钙结合,促进钙吸收。深夜是人体血钙含量最低的时候,影响钙吸收的因素也较少,所以晚上喝酸奶更有助于补钙。

三、多做跳跃悬垂运动

爱运动的孩子长得高,家长要有意识地培养孩子的运动习惯。体育锻炼可加快全身血液循环,改善肌肉骨骼营养;增加对骨端骺板的刺激,加速骨细胞增殖,促进骨骼生长;提高生长激素的敏感性,刺激脑垂体分泌生长激素,促使孩子长高。孩子最好选择自由伸展的项目,比如单杠悬垂、跳绳、摸高、游泳、羽毛球、乒乓球、篮球等。跳跃、悬垂的项目可以直接刺激骨骺或拉伸关节,更有利于孩子长高;而举重、举哑铃等负重运动对身高增长不利。不要做单一的运动,而要两三种运动交替进行。不同年龄孩子的运动强度因人而异,以微微出汗为宜,避免因剧烈运动而损伤关节。锻炼频率每周3次以上,每次2 h(含准备活动和放松时间)为宜。

四、9点前上床睡觉

合理睡眠对长高很重要,父母要保证孩子在晚上9点前上床睡觉。晚上9点到凌晨1点是生长激素的分泌高峰,而且生长激素只有在深度睡眠时才会开始分泌,如果9点多还没上床或者还没睡着,其分泌量就会大大降低。一般来说,2~5岁儿童需要11~13 h睡眠,6~13岁儿童需要9~10 h睡眠。如今晚睡成了多数人的习惯,家长要以身作则,不要熬夜,才能让孩子心甘情愿地按时睡觉。

五、4～6岁是诊疗关键期

4～6岁的孩子生长激素、甲状腺素分泌已经基本稳定，饮食、睡眠习惯逐渐形成，是身材矮小的诊疗关键期。如果家长发现孩子在四五月的"长高季"仍长得慢，则需要提高警惕，及时到正规医院的生长发育门诊进行血生化、甲状腺功能、染色体核型分析、生长激素测定和骨龄等检查，排查影响长高的先天性疾病，如垂体瘤、染色体异常、性早熟、遗传代谢病等。一般来说，4岁女孩平均身高为 1.03 m，男孩为 1.04 m；3岁至青春期的孩子每年身高应增长 5～8 cm，若小于 5 cm 应积极排查矮小的可能，若大于 8 cm 应积极排查性早熟。如果查出生长发育相关疾病应及时治疗，年龄越小，骨骺软骨层增生及分化越活跃，生长潜力及空间越大，对治疗的反应越敏感。

第十一节　如何增强孩子的免疫力

秋末冬初，气温逐步降低，孩子们的各种呼吸道疾病又多起来了。好友的大宝近期得了支原体肺炎，没过几天又得了甲型流感，刚刚痊愈，又把疾病传给了二宝。好友真是忙得焦头烂额，她急切地问我："如何增强孩子的免疫力？"这个问题道出了妈妈们的心声，每个妈妈都期盼自己的孩子免疫力棒棒的，少生病、不生病。今天我们就一起来学习一下增强孩子免疫力的几个妙招。

一、营养均衡

爱生病的孩子中很大一部分存在营养问题,他们有不同程度的偏食、挑食等不良饮食习惯,导致体内可能存在缺铁、锌以及其他微量元素等,这些微量元素是人体健康的守卫兵,当它们缺乏时,人体的抵抗力就会减弱。实际上,没有哪种单一食物能够给人体提供全面的营养,因此,我们强调食物多样化,不偏食、不挑食,另外,饮食要尽量定时、定量、定点,并注意饮食卫生。

在饮食方面,家长应该以身作则,对某些食物不应存在明显的喜恶之分,并在食物的选择、搭配、烹饪等方面多下功夫,提供营养丰富的膳食,以提高孩子们的食欲。对于成长发育期的儿童,要保证优质蛋白质的供应,每天应该进食适量的肉、蛋、牛奶等。为了使机体补充多种维生素及纤维素,应鼓励孩子每天吃一定量的蔬菜和水果。

对于爱吃零食的孩子,家长要为他们选择健康的零食,例如酸奶、坚果、水果等。不适合儿童的零食有:油炸类、腌制类、加工类肉食品(肉干、肉松、香肠、火腿等)、汽水可乐类饮料、方便类(主要指方便面和膨化食品)、罐头类(包括鱼肉类和水果类)、蜜饯果脯类、冷冻甜品类(冰淇淋、棒冰、雪糕等)、烧烤类等食品。

二、规律运动

体育锻炼能增强孩子各器官系统的功能，使孩子体格健壮。运动能改善心肺功能，对防止呼吸道常见病有良好的作用。运动可使孩子胃肠蠕动增加，胃肠消化功能增强，食欲增加，营养吸收完全，使孩子发育得更好。孩子多进行户外活动，接受日光、空气和水的沐浴，皮肤和呼吸道的黏膜不断受到锻炼，增强了其耐受力，当自然因素发生变化时，机体就能迅速而

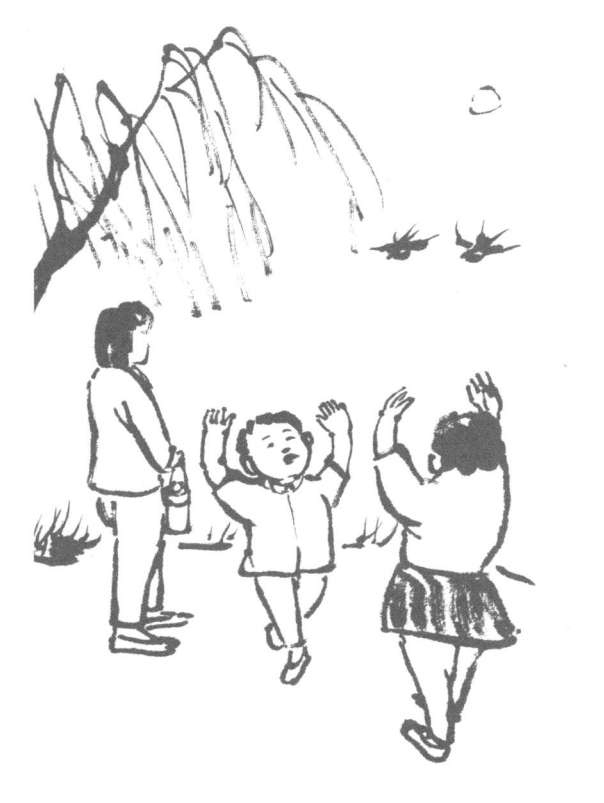

准确地进行反应,使身体跟外界环境保持平衡,这样就不容易感冒。在户外活动,阳光中的紫外线照射皮肤后,可使皮肤中的7-脱氢胆固醇转变为维生素D,促进人体对钙和磷的吸收,预防和治疗佝偻病。

可以让孩子选择一两项自己喜欢的运动,坚持规律锻炼。运动前需要做好热身运动以防止运动时肌肉受伤,运动中注意及时补充水分、防止虚脱,运动后注意保暖、防止受寒。

三、睡眠充足

充足的睡眠不仅可以帮助孩子们消除疲劳、恢复精力,还可以帮助他们增强免疫力,抵抗疾病。家长应该给孩子建立良好的睡眠程序,孩子们入睡前、入睡后的相关注意事项也必不可少,比如通过固定的睡眠地点、薄厚合适的被子给自己的宝宝营造出"这是你固定的睡眠小天地"的氛围,勤换枕巾,多晒被褥,让他们的睡眠小天地始终有太阳的拥抱,保持舒适温暖。家长不要让孩子在睡前观看容易令他们兴奋过度的影像画面,每天在固定时间引导孩子睡觉,让孩子养成按时上床睡觉的习惯。在睡前不要让孩子吃得太饱,更要避免喂食大量的水或液体食物,否则会给孩子的胃肠道带来较大负担,频繁起夜也会打扰孩子们的整觉。

四、勤洗小手

手是传播各种细菌、病毒的媒介,洗手是预防病菌传播的重要措施之一。在勤洗手方面,家长应该给孩子起表率作用,并告知孩子洗手的好处,让孩子养成洗手的好习惯。

何时需要洗手? 当手被呼吸道分泌物污染时,如打喷嚏及咳嗽时;触摸过公共物品,例如电梯扶手、商店超市门柄后;在接触眼、鼻及口前;吃饭前;大小便后;与动物嬉戏后;到医院探访归来;户外活动后或外出回家后。洗手时还要注意洗手方法正确(现在幼儿园、中小学学生都普及学习了世界卫生组织推荐的"六步洗手法"),应使用温度适宜的流动水和肥皂,手的各个部位都需洗到、冲净,洗手时间不低于30 s。

五、心情愉快

人体是一个整体,人的健康与情绪有密切关系。积极情绪对健康有益,消极情绪会影响身心健康。健康和谐的氛围能促进孩子们良好情绪情感的发展,家庭和睦、老师和蔼、同学合作、社会和谐,使孩子们有适当的机会表达愉快的情绪,宣泄不良情绪,做一个身心健康的孩子。

学完了以上内容,我用一句健康顺口溜来总结一下增强孩子免疫力的小妙招:要想身体好,营养少不了;经常做运动,晚上睡眠好;天天好心情,洗手不感冒。

第二章 宝宝生病怎么办

第一节　小儿发热的家庭护理

　　发热是婴幼儿时期一些常见病最先表现出来的症状，呼吸道、消化道感染以及一些传染病等都会引起发热。

　　发热对机体的影响是双方面的。一方面，一定程度的发热是机体抵抗疾病的防御反应，可以增强机体对疾病的抵抗力；另一方面，体温过高又会使机体的各种调节功能发生紊乱。家长平时要留心学习孩子发热时的家庭护理方法，一旦孩子发热，切不可惊慌失措。

一、小儿发热的预防要点

（一）注意休息

冬春季是各种传染病的高发季节，不要带孩子出入公共场所及人多喧闹的地方。

（二）保持室内空气流通

每天开窗2~3次，以确保室内空气新鲜。厨房内的油烟和室内的香烟都容易让宝宝的抵抗力下降，染上疾病，因此要尽量避免。

（三）定期、按时打预防针

如果宝宝平素体质弱，流感疫苗、肺炎疫苗等也要考虑给予接种。

（四）坚持母乳喂养

及时添加维生素AD滴剂，多晒太阳，这对增强呼吸系统黏膜抵抗疾病的能力大有好处。

二、小儿发热的家庭护理要点

（一）多补充水分和维生素C

多吃水果、蔬菜，但注意不要一次吃得太多，发热时饮食应以清淡、易消化为原则。

（二）勤测体温

宝宝发热时，家长要勤给孩子测体温，如果体温在38.5 ℃以下，可以给宝宝洗温水澡，用冷毛巾敷额头。婴幼儿不要采用酒精浴，因为婴幼儿皮肤娇嫩，毛细血管丰富，体表面积相对较大,擦浴时若酒精浓度过高、擦浴时间过长或擦洗面积较广时,酒精会经皮肤吸收进入人体血液中,造成酒精中毒症状(俗称"醉酒"),引起宝宝精神兴奋,烦躁不安。酒精还会扩张血管,蒸发时带走大量热量,散热过快,使宝宝出现寒战不适。此外,酒精还是一种变应原,对某些宝宝可能引起严重的过敏反应。

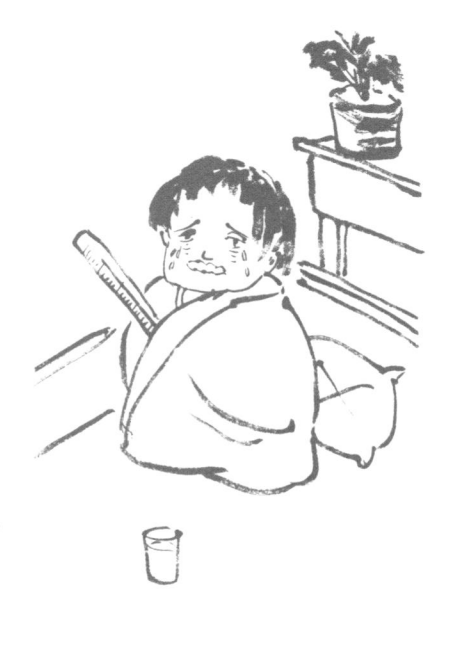

（三）口服退热药物

若宝宝体温在38.5℃以上,可以口服退热药物,如布洛芬或对乙酰氨基酚等,具体剂量参照各种药物的参考剂量。在使用降温退热药物时,不可过频,以免引起低体温或其他不良反应,一般24 h内退热药物的应用不超过4次。但是,对于有高热惊厥史的孩子来说,要放宽尺度,发热到38 ℃就要吃退热药物,因为药物吸收发挥作用还需要一段时间。一般来说,在发热第一天,尤其是前12 h是最危险的,因为体温骤升容易出现高热惊厥。使用退热药物后一定注意要给宝宝多多补充水分,并及时更换内衣。

（四）出现异常表现应及时就诊

家长应仔细观察宝宝病情,假如宝宝出现了惊厥、异常哭闹、呼吸急促、发热持续不退、拒绝饮食、精神差、身上出皮疹等任何一种异常表现时,就应立即带孩子去医院就诊。

（五）就诊前准备

如果准备带宝宝去医院看病,去前先给宝宝测体温,如果体温在38.5 ℃以上,应先口服退热药物,同时带好饮用水后再去医院。因为在去医院的途中和等待就诊的过程中,如果宝宝体温骤升,极易发生惊厥等情况。

（六）注意事项

如果孩子患有血液病、肿瘤性疾病、免疫缺陷病等,一旦发热,除了及时口服退热药物以外,应及时到相应的专科医生那里就诊。因为这类孩子免疫力低下,若合并感染,极易发生脓毒症或脓毒性休克,不能轻易对待。

第二节　人生中的第一次发热可能会是幼儿急疹

8个月的明明活泼可爱,身体健康,从出生到现在从来没生过病,可最近已经连续高热3 d了。妈妈和姥姥带明明去医院看了医生,化验了血常规,医生告诉她们:"孩子这是人生中的第一次发热啊,多半是要得幼儿急疹了。"妈妈和姥姥对医生的判断将信将疑,但是她们还是认真听医生讲解了幼儿急疹的临床特点,并接受了医生的专业建议,先带孩子回家好好护理和观察了。临走前,医生也叮嘱她们,如果孩子持续发热超过5 d,一定要带孩子来医院复诊。明明发热4 d后,就自动退了热,但是全身出现了不少红色的疹子,明明妈妈记得医生说过"热退疹出"就是幼儿急疹的一个特点,原来孩子得的果然是幼儿急疹啊!

幼儿急疹也称为婴儿玫瑰疹,通常是由人疱疹病毒6型引起的一种常见的婴幼儿出疹性疾病,尤其多见于6~18个月大的孩子。宝宝常突发高热,体温在39~40 ℃,持续不退,可有轻微咳嗽或拉肚子,精神食欲良好,3~5 d后体温下降,随之皮肤出现淡红色斑丘疹,见于头颈及躯干,很快波及全身,一般2~3 d后消退。

幼儿急疹是一种自限性疾病,没有特效药物,给孩子退热可用冷毛巾敷头额部或腹股沟处,多给孩子喝水,适当给孩子吃些营养且易消化的食物,孩子体温超过38.5 ℃时及时给予退热药口服,以防孩子高热抽搐,如有抽搐应立即送医院。

本病起病急,往往是热退出皮疹后才能确诊,无并发症。见到孩子浑身红色皮疹,爸爸妈妈不必紧张,皮疹消退后不会结疤,不会出现脱皮和颜色变深。

需要注意的是,幼儿急疹在早期比较难以诊断,因为该病最初的症状、体征和其他儿童常见疾病相似,一般如果孩子除了发热,没有明显的呼吸系统、消化系统、耳部感染、链球菌感染等表现时,医生会建议观察等待,看看持续发热几天后是否会自行退热并出现幼儿急疹特有的皮疹。

第三节　夏秋季常见病——疱疹性咽颊炎

今天早上4岁的晨曦去上幼儿园,被老师"退学"了,因为他在入园常规体检中发现嗓子有好几个小泡,院医让晨曦爸爸带孩子去医院进一步检查以除外手足口病。晨曦的爸爸一刻也不敢耽误,带着孩子来到医院。

医生经过仔细检查后发现晨曦只有口腔的后部有小疱疹,其他地方都没有皮疹,于是他告诉晨曦爸爸,孩子得的是疱疹性咽颊炎。晨曦的爸爸第一次听说这种疾病,心中很是疑惑:什么是疱疹性咽颊炎?它和手足口病有何区别?它该如何治疗呢?

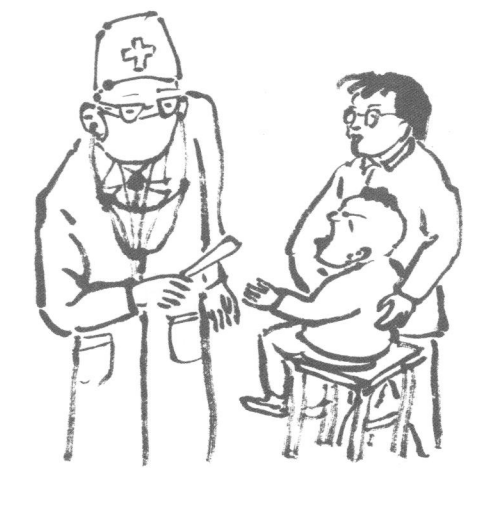

一、疱疹性咽颊炎是一种什么疾病

该病是一种急性呼吸道传染性疾病,夏秋季发病率最高,主要发生于1~7岁小儿。孩子常突发高热、咽痛,特征性表现是咽后壁出现疱疹、破溃后形成小溃疡,有疼痛感,进食后加重,小孩子可有流口水、厌食等表现。发热一般持续2~4 d,该病一般在1周内痊愈。

二、疱疹性咽颊炎和手足口病有何区别

(一)病原体

疱疹性咽颊炎和手足口病都可由柯萨奇A组病毒引起,手足口病还可由肠道病毒71型引起。

(二)临床表现

疱疹性咽颊炎主要表现为咽后壁出现疱疹和溃疡,而手足口病除了口腔内可见疱疹外(疱疹一般位于舌、颊黏膜、上颚的前方),在手脚心、手足背侧、臀部等部位也可见到疱疹,手足口病的重症病例还有头痛、昏迷等表现。

三、疱疹性咽颊炎有没有传染性

该病是通过呼吸道飞沫传播的,具有传染性。因此,一旦确诊,应禁止入园入学,一般隔离7~10 d。

四、疱疹性咽颊炎如何治疗

该病以对症支持治疗为主。患病期间注意休息,忌食酸辣刺激及烫热食物,给予清淡易消化的软食和流食,多吃新鲜蔬菜水果。如果口腔疱疹溃疡处疼痛明显,可给予中成药物外喷以减轻疼痛,如金喉健喷雾剂、双料喉风散等,大孩子也可以含服咽喉片。如果出现高热,及时给予退热药物口服,可服用清

热解毒的中成药。如果疱疹继发了细菌感染，可在医生指导下口服抗生素。

第四节　易漏诊的儿童中耳炎

中耳炎，是仅次于感冒的最常见儿童疾病之一。提及儿童中耳炎，大部分家长们都有这样的常识："孩子耳朵流脓或者自己说耳朵疼就可能得了中耳炎。"其实，由于儿童尤其是3岁以

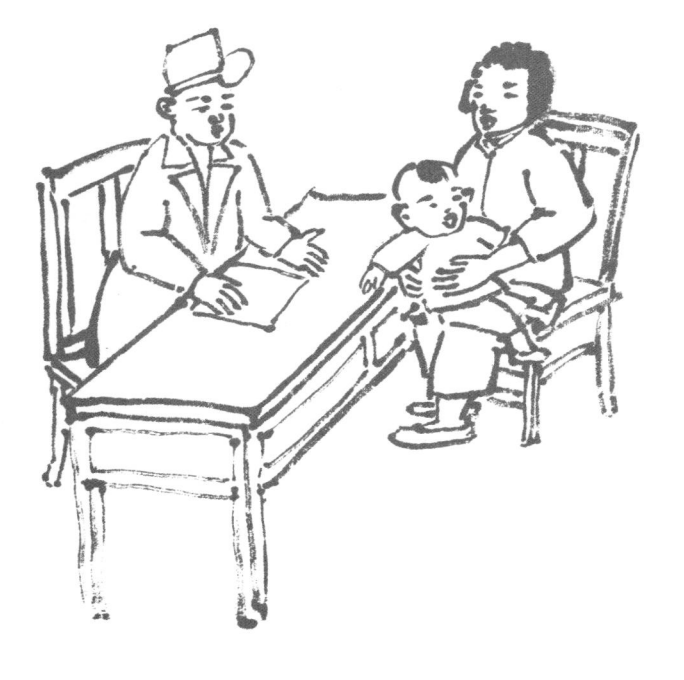

内的婴幼儿语言表述能力有限,在他们得中耳炎时,不会明确表达耳朵有异常或听力下降,大一点的孩子可能会自己牵拉耳朵、拍脑袋,小孩子可能会烦躁、哭闹,有的孩子可能只是持续发热。因此,中耳炎是儿科极易漏诊的一种疾病。

一、为什么儿童容易得中耳炎

咽鼓管是中耳腔与鼻咽部的交通要道,它不仅能帮助维持中耳的正常压力,同时咽鼓管的纤毛运动将中耳腔的液体和细菌排出,有利于抵御疾病入侵。但儿童的咽鼓管比成人宽、短、平,在感冒时,鼻咽部炎症很容易波及中耳,引发中耳炎。儿童常见感冒后引起急性中耳炎,长期鼻炎、鼻窦炎以及腺样体肥大也是急性中耳炎的好发原因。

二、儿童中耳炎如何治疗

抗生素是治疗儿童急性化脓性中耳炎的必要方法,一般首选头孢类抗生素,应该在儿科医生的指导下早期足量应用,疗程一般在 7 d 左右(医生会根据孩子年龄及临床症状决定具体疗程)。如果孩子已经有耳朵流脓等表现,应该找医生取脓液作细菌培养及药敏试验,选择敏感抗生素。如果在儿科首诊的儿童中耳炎,儿科医生会建议同时就诊于耳鼻喉科,医生用耳镜可以清楚地观察到孩子的耳部病变、鼓膜情况,根据情况选择合适的外用药物治疗。如果孩子有鼻咽部病变的,应该积极治疗。

三、儿童得了中耳炎后会有后遗症吗

一般急性中耳炎会很快痊愈,不遗留后遗症。慢性中耳炎根据不同类型需手术治疗以提高听力,清除病变。

第五节　孩子扁桃体化脓为什么总治不好

军军是个正在上初中1年级的学生,不久前他出现了发热、嗓子痛,妈妈带他去社区医院看病,医生检查发现他扁桃体肿大,还有脓点,诊断为急性化脓性扁桃体炎,开了头孢类抗生素输液。5 d过去了,军军还是高热不退,每天体温最高39.5 ℃以上,嗓子痛也很明显。

这可急坏了军军的妈妈,她带着军军来到医院,接诊他们的医生仔细检查了军军的咽部,摸了一下军军的颈部,又让军军躺下来给他检查了肚子。军军的妈妈大惑不解,明明孩子是扁桃体化脓,为什么医生还要检查他的颈部和肚子呢?医生耐心地告诉他们:军军现在高热持续不退,查体除了发现扁桃体上有白点外,还发现军军有颈部淋巴结肿大,肝脾也大,医生觉得军军的病不像化脓性扁桃体炎,更像另一种病毒感染性疾病——传染性单核细胞增多症。医生让军军去抽血做了几项检查,很快结果出来了,果然是这种疾病。

军军的妈妈第一次听说这种疾病，她心里非常紧张、害怕，迫切地想了解关于这种疾病的相关知识，医生给予了她详细的解答。

一、传染性单核细胞增多症是一种什么疾病

它是一种由EB病毒感染引起的急性传染病。该病多见于大孩子及青少年，婴幼儿也可发病，但6岁以下得病的孩子表现一般较轻微。主要表现为持续发热、咽炎、淋巴结肿大、肝脾肿大、眼睑水肿，有的孩子还有皮疹。该病主要经密切接触患者口腔唾液而传染，输血及粪便亦为传染源之一。

二、有何并发症

血液系统可有溶血性贫血、粒细胞减少等；神经系统可出现无菌性脑膜炎、横贯性脊髓病变等；消化系统可出现肝功能损害、黄疸等；呼吸系统可因扁桃体明显肿大等引起呼吸及吞咽困难，可有胸腔积液、肺炎等。心脏、眼部、泌尿系统等均可受累。本病虽有多种并发症，但发生率并不高，相对比较常见的就是肝功能损害。

三、如何确诊

由于该病的临床表现并无特异性，所以经常被误诊为化脓性扁桃体炎、病毒性肝炎、白血病等。医生一般会根据孩子的临床表现，结合实验室检查来确诊。常用的实验室检查有：血常规、血涂片、EB病毒抗体测定、肝肾功能等。该病血涂片的特

点为血液中淋巴细胞异常增多,形态也与正常不同。仅必要时方需做骨髓检查以排除白血病。

四、如何治疗

(一)一般治疗

急性期卧床休息,加强护理,避免发生严重并发症。脾脏肿大的患儿应限制或避免运动以防止脾脏破裂,在症状改善后2~3个月甚至6个月才能剧烈运动。

(二)对症治疗

有高热时及时给予退热治疗,肝功能异常时给予静脉或口服保肝药物治疗,根据并发症给予相应治疗。

(三)抗病毒治疗

一般首选阿昔洛韦。

本病无特效治疗,以对症及支持治疗为主。抗生素对本病无效,只用于伴发细菌感染时。

五、预后如何

本病为自限性疾病,如无并发症预后大多良好,病程约1~2周,但亦可反复。少数患儿恢复缓慢,出现低热、淋巴结肿大、乏力等症状,可达数周甚至数月之久。

军军在医生的精心治疗下,1周后体温完全正常,2周后肝功能等指标就恢复正常,他高兴地回学校上课去了。

第六节　孩子反复发热、感冒怎么办

这些天,3岁的丽丽又发热、感冒了,从今年春天到秋天,她都感冒4次了。孩子这么频繁发热、感冒,丽丽妈妈觉得是因为奶奶不会带孩子,埋怨她平时给孩子穿得太多了,而且因为心疼孙女太瘦给她吃肉太多,也容易让孩子"上火"。

丽丽奶奶觉得很委屈,晚上来我家串门,说起这些就掉眼泪:"吴大夫,你给我评评理,儿媳妇说我不会带孩子,我自己也是带过三个孩子的妈妈了,以前那些孩子们一年到头都没啥毛病的,就是丽丽确实不好带,总爱生病,这能怨我吗?"我连忙安慰她:"丽丽奶奶,别着急,孩子爱感冒肯定不是您带得不好,我来和您说一说,为什么有些孩子总爱感冒。"

我们平时说的"感冒"指的是上呼吸道感染,而下呼吸道感染则包括支气管炎、肺炎。反复呼吸道感染是指1年内上呼吸道感染或下呼吸道感染次数频繁,超过了一定范围的呼吸道感染。不同的年龄诊断标准不同,反复上呼吸道感染是指:2岁以内婴幼儿超过7次/年,2～5岁儿童超过6次/年,5岁以上儿童超过5次/年;反复下呼吸道感染是指:2岁以内婴幼儿患支气管炎超过3次/年或患肺炎超过2次/年,2岁以上儿童患支气管炎或肺炎超过2次/年。

反复呼吸道感染是儿科临床常见病，尤其是幼儿时期免疫功能发育还不成熟，2岁以内的孩子发病率较高。反复呼吸道感染的病因比较复杂，有的存在呼吸道感染相关的基础疾病，有先天遗传相关的体质因素，也有后天各种因素引起的机体免疫功能低下，比如微量元素或维生素缺乏、喂养方式不当、护理水平差、居住环境不佳等。此外，长期偏食、挑食，以及耐寒力差的小儿易患呼吸道感染，大气污染也有一定影响。

如果发现孩子有反复呼吸道感染，家长首先应该带孩子去正规医院的儿科门诊就诊，找医生检查、评估孩子是否有一些基础疾病，如免疫缺陷病、先天性呼吸系统发育畸形、先天性心脏病、肺结核、慢性鼻炎等，找到病因后，给予积极的治疗就可以了。

对于没有基础疾病的孩子，在生活中做好以下几点特别管用：①营养均衡：食物多样化，教导孩子不偏食、不挑食，平时孩子的饮食中需要摄入富含优质蛋白质的食物，如牛奶、鸡蛋、瘦肉、海鲜、豆腐等，为了补充多种维生素及纤维素，应鼓励孩子每天吃一定量的蔬菜和水果，教导孩子不吃不健康的零食，如方便面、爆米花、冷饮等；②适量运动：体育锻炼能增强孩子各器官系统的功能，使孩子体格健壮，可以让孩子选择一两项自己喜欢的运动，坚持规律锻炼；③多晒太阳：一般每天晒太阳以30~60 min左右为宜，要避免在阳光最强烈的时候外出以防晒伤；④睡眠充足：充足的睡眠不仅可以帮助孩子们长身高、消除疲劳，还可以帮助他们增强免疫力，抵抗疾病；⑤勤洗手：洗手是预防各种细菌、病毒传播的重要措施之一，在勤洗手方面，家长应该给孩子起表率作用，并告知孩子洗手的好处，让孩子养成饭前便后、外出归来就洗手的好习惯；⑥心情愉快：良好的家庭氛围和愉快的情绪可以激发免疫系统的活力，反之，家庭成员之间的不和谐氛围，会让孩子产生压抑、苦闷的情绪，影响免疫系统的正常工作；⑦按时预防接种：预防接种可以提高儿童对多种传染病的特异性免疫力，避免小儿患传染病，控制传染病的流行。

听完了我的讲解，丽丽奶奶破涕为笑："谢谢吴大夫，你刚才说的我虽然没有全部记住，但也理解了一大半，我以后会按照你教我的方法去带孩子的。"

第七节　什么是川崎病

2岁的奇奇发热3 d了，刚开始爸爸妈妈以为他就是感冒了，也没带他去医院，眼看着3 d了还不退烧，心里有些着急，就带他去社区医院儿科门诊看一看。医生给孩子仔细检查后，发现孩子嗓子有点红，其他没有异常，诊断为上呼吸道感染，给孩子开了一些退热药和抗病毒药，就让他们回家吃药观察了。

可是奇奇高热了5 d，还是没有退热，并且还出现了一些其他的表现：手指头和脚指头肿得硬邦邦的，手指头还出现了红斑，两只眼睛发红，嘴巴又红又干，舌头上可见到许多红色的小疙瘩,身上还出现了红疹子。这可吓坏了爸爸妈妈,他们赶紧带孩子去儿童医院,挂上了专家号。

经验丰富的医生仔细询问了孩子发病以来的情况,检查了孩子全身,看了舌头,又摸了颈部,发现孩子颈部有肿大淋巴结,考虑奇奇得的是"川崎病"。奇奇妈妈从来没听说过这个病,非常紧张地问:"医生,这个病听起来像是日本人的名字,究竟是一种什么病呢? 能治好吗?"

川崎病,是1967年日本的川崎富作医师首先报道,并以他的名字命名的疾病,又称为皮肤黏膜淋巴结综合征。高发年龄为5岁以下婴幼儿,男性多于女性。这是一种急性发热出疹性小儿疾病,是一种累及中小动脉的全身血管炎。它最大的危害是多侵犯冠状动脉,部分患儿形成冠状动脉瘤,其中少部分患儿冠状动脉可发生狭窄或栓塞,甚至导致心肌梗死。但该病的病因至今不明。

持续发热5 d以上是本病最常见的临床表现,常见的伴随症状有颈部淋巴结肿大、眼结膜充血、口腔黏膜弥漫充血、杨梅舌、手掌脚掌红斑、躯干部多形性红斑、手足硬性水肿,热退后手脚指趾端的皮肤像纸一样地剥脱等。除了发热,其他症状出现得相对较晚,且不一定同时出现,所以临床上早期不容易鉴别,也容易被误诊为上呼吸道感染、肺炎、猩红热、麻疹、淋巴结炎等。由于缺乏特异性的临床表现和实验室诊断指标,目前临床早期诊断仍具有挑战性。

对于持续高热不退的婴幼儿,有经验的儿科医生如果早期怀疑是川崎病,会让孩子去做超声心动图和心电图,以便尽早发现有无心血管并发症,如冠状动脉扩张和心肌损害。同时也会让孩子检查血常规、尿常规、炎症指标(包括C反应蛋白、血沉等)等,以便寻找早期诊断线索。

川崎病虽然以发热为主要表现,但是这种发热不是感染性发热,因此抗生素治疗无效。它的主要治疗药物是静脉输注丙种球蛋白和阿司匹林口服治疗。静脉输注丙种球蛋白可降低冠状动脉瘤并发症的发生率,最好的应用时机为发病5~7 d内,在10 d内使用效果均较好。用完丙种球蛋白后,大部分孩子发热和其他炎症反应表现均于1~2 d内迅速恢复。阿司匹林口服的时间较长,持续用药到症状消失,血沉正常,直到未发现冠状动脉扩张的证据时方可停药,一般1~3个月,对有冠状动脉异常者则需持续用药。

听完了医生的介绍,奇奇妈妈现在最担心的就是奇奇的冠状动脉是否受到了影响,经过超声心动图检查发现,奇奇确实存在冠状动脉轻度扩张。医生紧急安排了孩子住院治疗,经过输注丙种球蛋白和口服阿司匹林治疗,奇奇很快退热了。

1周后奇奇出院了,医生叮嘱他出院后继续口服阿司匹林,并且在出院后1、2、6、12个月时来医院做全面检查,包括体格检查、心电图、超声心动图。此外,以后每年还要来医院随访1次,直至病程满5年。对于有冠状动脉瘤的孩子,在恢复期需要每年至少1次的终身随访。

第八节　孩子长期发热要小心这些病

发热是孩子们成长的必经关卡,每个孩子在成长的过程中,都曾经出现过不同次数、不同程度的发热。孩子的爸妈们在孩子第一次发热时往往焦急万分、手足无措,随着孩子每一次生病后或自愈或就医后痊愈而逐步积累了不少实战经验,当孩子再出现发热时,爸妈们就慢慢地变得很淡定了。

但有些孩子就没有那么幸运,他们的发热可能不是三五天就能慢慢退热的,常常会持续很久,医学上把这些持续时间超过2周的发热称为长期发热。

长期发热的孩子,如果通过儿科门诊常规检查不能明确病因,需要住院进一步检查。住院后医生会给孩子做仔细的全身查体以及各项系统的检查,以便发现病因。很多临床研究表明,在长期发热的病因中,最常见的还是感染性疾病,尤其是呼吸道感染。

其他的还可以见于非感染性疾病,非感染性疾病是指不是因为感染某种细菌或病毒或其他微生物而引起的疾病,这类疾病用抗生素治疗无效,比如结缔组织病、肿瘤性疾病等。结缔组织病常见的有:幼年特发性关节炎全身型、系统性红斑狼疮等。幼年特发性关节炎全身型主要表现为弛张热(弛张热是指体温常在 39 ℃以上，波动幅度大，24 h 内波动范围超过 2 ℃，但都在正常水平以上）、和发热相关的一过性皮疹（发热时出现皮疹，热退后皮疹消失）、关节炎。典型的症状较好诊断，但是很多患儿早期不出现关节炎表现，就要求临床医生密切观察病情变化。系统性红斑狼疮以 10 岁以上女孩多见，以中低度发热为主，也可以出现高热，可以表现为多器官损伤，还可有口腔溃疡、脱发、皮疹等表现，查自身抗体是诊断本病的关键，如果想到本病诊断并不困难。长期发热的肿瘤性疾病有淋巴瘤、白血病等，因为该类疾病严重危害儿童健康，如不及时治疗预后较差，故更需引起重视，而且此类疾病早期常不易诊断，特别是淋巴瘤诊断更为困难，因此，反复组织活检，通过病理检查是诊断关键。

综上所述，对于长期发热且原因不明的孩子，家长们一定要尽快带孩子去正规的医院住院，给孩子做全面的检查，早点发现病因，以便医生给予针对性治疗，让孩子早日摆脱发热、恢复健康！

第九节　孩子感冒后咳嗽总好不了怎么办

咳嗽是儿童呼吸系统最常见的症状，也是儿科门诊最常见的就诊原因之一。很多宝娃爸妈们都有体会，孩子感冒后，发

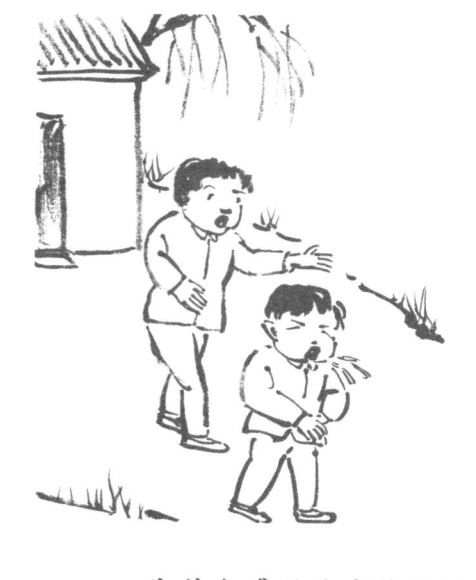

热往往一两天就能退，但是孩子的咳嗽总是迁延不断，差不多要一两周才能结束。听到孩子阵阵咳嗽，做爸妈的心里很是担心，怕孩子咳坏了，其实前来就诊的很多孩子经胸片检查并无明显异常情况。这种咳嗽在医学上称为"感冒后咳嗽"。

一、为什么感冒后咳嗽总好不了

一般认为急性呼吸道感染后，气道黏膜上皮完整性受到破坏，黏膜下神经末梢暴露，对各种刺激包括冷空气、烟雾的敏感性明显增高。

咳嗽是一种保护性呼吸道反射，是呼吸道受到刺激（如炎症、异物）后，发出冲动传入延髓咳嗽中枢引起的一种生理反射，可以排出呼吸道分泌物或异物，保持呼吸道的清洁和通畅。因此，咳嗽一般是一种有益的动作，有时亦见于健康人体。

二、感冒后咳嗽期间饮食要注意些啥

孩子咳嗽期间饮食要清淡，多喝白开水，多食用新鲜蔬菜及水果，忌食鱼虾蟹，少食油煎油炸食物。

三、如何应对感冒后咳嗽

如果孩子的咳嗽次数不多,可以不用任何药物,或者喝一些蜂蜜水缓解孩子的咽部不适,注意:必须大于1岁的儿童才能服用蜂蜜水。

如果孩子咳嗽时我们听到粗糙的杂音,这是有痰的咳嗽,我们需要给孩子服用一些化痰的药物,如氨溴特罗口服液、盐酸氨溴索口服溶液等。

如果孩子咳嗽特别频繁,影响了正常的学习、生活及睡眠,可以短期给孩子服用一些中枢镇咳药物(比如右美沙芬等),或者一些复合止咳药物制剂(比如美敏伪麻等)来缓解症状,这类药物有镇静的作用,因此孩子吃完后可能表现为嗜睡,如果孩子醒着的时候精神状态正常,家长不必太担心。

对于一些顽固性的咳嗽,可以短期用雾化吸入治疗,以降低咳嗽敏感性,改善气道高反应性,同时应用白三烯受体拮抗剂(如孟鲁司特)口服。

有一些中成药类也具有明显的止咳、化痰效果,家长可以在医生的指导下根据孩子咳嗽的情况合理选用。

四、感冒后咳嗽需要服用抗生素治疗吗

感冒后咳嗽一般不需要应用抗生素治疗,但是如果在检查后发现孩子咳嗽与病原微生物有关,就需要在医生指导下合理选用抗生素。

如果患儿咳嗽时间超过了4周,并且胸片正常,就要按照慢

性咳嗽的程序来处理，逐个排除慢性咽炎、胃食管反流、上气道咳嗽综合征、咳嗽变异性哮喘及变应性咳嗽等疾病，选择相关检查或经验性治疗。如果患儿除了咳嗽，还出现了呼吸快、精神不好、口唇发青等表现，也要及时就医。

第十节　当心咳嗽变异性哮喘

8岁的贝贝已经咳嗽1个月了，医生给孩子检查后，发现孩子嗓子有点红，其他没有异常，诊断为上呼吸道感染，给孩子开了一些止咳药和口服头孢类药物，就让他回家吃药观察了。吃了3 d，贝贝还是干咳，而且夜间咳嗽明显，运动的时候咳嗽还会加重。爸爸妈妈换了一家医院，医生听诊了贝贝的肺部，认为没有问题，给贝贝查了血常规和胸片也没有问题，怀疑是支原体感染，就给贝贝开了一些阿奇霉素回家吃去了。贝贝吃了3 d阿奇霉素，咳嗽还是没有好转。

贝贝妈妈带贝贝来到一家三甲医院的小儿呼吸科就诊，接诊医生仔细询问了贝贝咳嗽以来的情况，包括用药情况，又接着问贝贝妈妈："孩子小时候有湿疹吗？得过变应性鼻炎吗？您和孩子爸爸有什么过敏相关疾病吗？"贝贝妈妈回答："孩子1岁以前湿疹很重，孩子爸爸有鼻炎。"医生又仔细地给贝贝查了体，告诉贝贝妈妈："孩子的病可能是咳嗽变异性哮喘。"

贝贝妈妈很疑惑,非常紧张地问:"医生,孩子一直没有喘过,能诊断为哮喘吗? 这究竟是一种什么病呢? 怎么治疗能治好呢?"

咳嗽变异性哮喘是支气管哮喘的一种特殊类型,是儿童慢性咳嗽最常见的原因之一。该病以咳嗽为唯一或主要表现,由于没有喘息、气促等哮喘的典型表现,很容易误诊和漏诊。诊断依据如下:①咳嗽持续超过4周,常在运动、夜间和(或)凌晨发作或加重,以干咳为主,不伴有喘息;②临床上无感染征象,或经较长时间抗生素治疗无效;③抗哮喘药物诊断性治疗有效;④排除其他原因引起的慢性咳嗽。在以上四项诊断的基本条件基础上,如果有以下两项也支持诊断:①支气管激发试验阳性和(或)最大呼气峰流量日间变异率(连续监测2周)≥13%;②个人或一、二级亲属过敏性疾病史,或变应原检测阳性。

《中国儿童慢性咳嗽诊断与治疗指南》提出咳嗽变异性哮喘治疗可予1~2周的诊断性治疗,药物选用口服 β_2 受体激动剂(如特布他林、沙丁胺醇、丙卡特罗等),也可外用透皮吸收型 β_2 受体激动剂(妥洛特罗),咳嗽症状缓解者需考虑咳嗽变异性哮喘。一旦确立诊断,则需按哮喘的治疗原则进行长期规范治疗,选择吸入糖皮质激素(如布地奈德、丙酸氟替卡松等)或口服白三烯受体拮抗剂(如孟鲁司特等)抑或两者联用,需8周以上的疗程。在临床工作中,如果医生怀疑孩子是咳嗽变异性哮喘,会给孩子先应用吸入支气管舒张剂及糖皮质激素治疗,联合或者不联合白三烯受体拮抗剂,根据治疗反应来证实诊断是否正确,一旦确定诊断后也需要长期规范、个体化治疗。如果吸入支气管舒张剂及糖皮质激素治疗2周,患儿的咳嗽症状仍未得到控制,需要对疾病重新评估,排除引起慢性咳嗽的其他病因。

医生给贝贝安排了吸入雾化药物治疗,3 d后贝贝的咳嗽明显好转,加上定期在哮喘门诊做规范治疗,贝贝很快就痊愈了。

第十一节　带您认识支原体肺炎

傍晚,邻居大姐火急火燎地敲开我家门,告诉我孩子发热伴咳嗽好几天了,打了好几天点滴,还是发热、咳得厉害,大夫怀疑他有结核,可他们家没有人得过结核,问我该怎么办。我看了孩子的病历和胸片,病历显示孩子13岁,持续发热已经5 d余,体温波动在38～39 ℃,血常规示白细胞总数略高,C反应蛋白大于8 mg/dL(参考位:0～8 mg/dL),胸片示左下肺片状实变影,先静脉滴注了2 d先锋霉素,因无效果,又换成头孢类抗生素静脉滴注3 d,还是无效。肺部听诊除了呼吸音稍微粗一点外,没有听到水泡音,第一感觉就是支原体肺炎。我让她赶紧带孩子去医院静脉滴注阿奇霉素,当日晚孩子就退热了,后来一直没发热,咳嗽也逐渐好转。孩子支原体IgM抗体检查结果出来,确实是阳性。

一、支原体肺炎是由什么引起的

支原体肺炎的病原是肺炎支原体,它是一种介于细菌和病毒之间的病原微生物,支原体肺炎主要通过呼吸道飞沫传播。

二、支原体肺炎有何特点

支原体肺炎多见于学龄儿童,婴幼儿也不少见。临床表现为两个"不一致"现象:症状重而体征轻微——咳嗽剧烈而持久,但肺部听诊常无明显异常发现;体征轻微而胸片表现显著——虽然肺部听诊无典型发现,但行检查时发现胸片X线改变出现早且明显。支原体肺炎可伴发多系统、多器官损害,如心肌炎、心包炎、溶血性贫血、血小板减少、脑膜炎、格林-巴利综合征、肝炎、胰腺炎、脾大、消化道出血、各型皮疹、肾炎、血尿、蛋白尿,但上述并发症的发生率并不高。确诊支原体肺炎需行支原体抗体检测。

三、支原体肺炎如何治疗

患病期间注意休息、加强护理,给予容易消化的饮食。支原体肺炎对青霉素和头孢类抗生素无效,治疗选用红霉素或阿奇霉素,疗程2~3周。

四、支原体肺炎预后如何

预后良好,虽病程有时较长,但终可完全恢复。

第十二节　小儿急性喉炎要警惕

凌晨6点,我正沉浸在美梦中,突然被一阵急促的敲门声惊醒。"谁啊?"我迷迷糊糊地问。"牛牛妈妈在家吗?我家宝宝病了。"原来是我儿子的幼儿园同班同学安安生病了。现在儿科大夫紧缺,被邻居叫起来看病的事一年也时不时会发生几次,所以我并不觉得奇怪,赶紧把他们叫到家里。

我发现安安呼吸很快、口周有点发青,不用听诊器都能听到他粗重、急促的喘息声。安安的妈妈告诉我,安安这一夜都在折腾,根本没法睡觉。我让安安咳嗽了几声,安安的咳嗽声犹如爆竹声一样空空的。我仔细给安安听诊,安安的双肺听诊没有明显异常,咽部有点红。我严肃地告诉安安妈妈:"安安得的是急性喉炎,得抓紧时间去医院治疗,否则喉部水肿会越来越重,导致严重呼吸困难。"安安妈妈连忙带着孩子去儿科急诊了。

晚上,安安的妈妈遇到我,告诉我安安经过一天的输液、雾化吸入等治疗,病情明显好转了。安安妈妈激动地握着我的手说:"要不是您给我们确诊,催促我们赶紧去医院,我都不知道孩子的病会这么严重,真的感谢您!"

一、急性喉炎是什么疾病

急性喉炎是喉部黏膜的急性弥漫性炎症,比较特征性的表现是孩子声音嘶哑、咳嗽像狗叫样、吸气时有喉鸣声。该病常见于婴幼儿,冬春季节多发。

二、急性喉炎有没有危险

不同于普通感冒,急性喉炎会引起气道的梗阻,严重的喉梗阻若不及时抢救,可因吸气困难而窒息死亡。

三、急性喉炎如何治疗

保持呼吸道通畅,可给予吸氧;病毒或细菌感染都可引起该病,医生应根据孩子的病情合理选用抗生素控制感染,选用雾化吸入、口服、输液等方式给予肾上腺皮质激素进行治疗,以便及时减轻喉头水肿,缓解喉梗阻;严重缺氧或重度喉梗阻者,需行气管切开术。

第十三节　孩子肚子里有虫吗

在儿科门诊,经常会有家长问这些问题:"孩子晚上睡觉总磨牙,是不是肚子里有虫啊?""孩子脸上有白斑,是不是肚子里有虫啊?""孩子总不好好吃饭,是不是肚子里有虫啊?""孩子常说肚子疼,是不是肚子里有虫啊?"

随着社会的不断发展进步,公众卫生和保健意识提高,目前在一些大城市中寄生虫病越来越少见了,但儿科门诊这样的"恐虫族"家长并不少见。下面,我们就来谈谈常见的寄生虫病。

一、寄生虫病有哪些常见的临床表现

孩子常有厌食、挑食、偏食等表现,还有些孩子出现喜食树皮、墙皮、木屑等怪异表现,俗称"异食癖"。孩子常有反复发作的肚脐痛,疼痛为一过性,按揉后可好转。重者会营养不良、贫血、消瘦、生长发育迟缓。有的孩子可有精神不好、烦躁易怒、夜间磨牙等表现。蛲虫病可有夜间阴部和肛门附近瘙痒。

当孩子体内寄生较多蛔虫时,因为蛔虫有钻孔习性,常可在大量寄生或某些刺激下如发热、服驱虫药等,使虫体钻入开口于肠壁上的各种腔道,引起严重的临床后果,如蛔虫性肠梗阻、胆道蛔虫症、蛔虫性肝脓肿、蛔虫性阑尾炎、蛔虫性腹膜炎等。有时,虫子甚至可从鼻孔钻出,或从嘴中吐出。

二、如何断定得了寄生虫病

最可靠的方法是粪便中找到虫卵,血液检查嗜酸性细胞增高也有一定的提示作用,应用驱虫药物治疗后发现粪便中有虫子是确诊的方法之一。如果怀疑是蛲虫病,可在孩子熟睡后2~3 h,拨开臀部,看皮肤皱褶处有无小白虫。面部白斑(俗称"虫斑")并非蛔虫病所特有,不可作为诊断依据。

三、常用的驱虫药物

目前最常用的药物是阿苯达唑,是一种广谱驱虫药,对多种肠道寄生虫有驱虫效果,而且副作用轻微,仅少数孩子可见口干、乏力、头晕、头痛、食欲减退、恶心、腹痛或腹泻等,大多自行缓解。2岁以内的孩子尽量不用该药。

四、如何预防寄生虫病

让孩子养成讲究卫生的良好习惯:不随地大便,饭前便后洗手,勤剪指甲,勤洗会阴部,勤换勤洗内衣裤,纠正孩子吸吮手指的不良习惯,不食不清洁的瓜果、蔬菜,不饮生水。

第十四节　孩子腹痛那些事

很多孩子在成长的过程中都出现过腹痛,家长们见到孩子腹痛时,常常会特别心疼孩子,火急火燎地来到医院就诊。对于这种情况,家长们平时不妨简单学习一下孩子腹痛的常见知识,以后再面对孩子腹痛的情况就会变得镇定很多了。

腹痛按疾病性质分为功能性腹痛与器质性腹痛,前者是指没有明确的病理性原因引起的一组腹痛,无需特殊治疗,或者经过通便、腹部按摩或热敷等简单处理就可以逐渐缓解;后者是指有明确的病理性原因,需要采取药物或外科手术治疗等医学干预才能治愈的腹痛。通常功能性腹痛的孩子会有反复发作的腹痛病史,但孩子每次腹痛发作时间较短,发作时表情轻松,可以正常玩耍,腹痛可以逐步缓解。但器质性腹痛则不具有上述特点,孩子腹痛发作时表情痛苦,腹痛常常为持续性,或者间歇性腹痛伴阵发性加剧,常伴有腹痛外的其他症状,如发热、呕吐、腹泻等情况,腹痛无法自行缓解,或者短暂缓解后再次出现腹痛。家长们需要记住,孩子出现器质性腹痛时一定要及时送往医院进一步诊治!当然,家长毕竟是非专业人士,鉴别不同性质的腹痛本身也存在一定难度,当孩子腹痛时适当积极一些送孩子去医院的做法也是可取的,千万不可盲目自信和大胆。

腹痛的伴随症状对于儿科医生鉴别不同类型的腹痛具有重要意义。陪同就诊的家长需要向医生清楚地汇报孩子是否伴随有以下表现:①发热,发热的症状是出现在腹痛之前还是腹痛之后;②呕吐,呕吐物是什么东西;③便秘或者腹泻,大便是什么性状的;④皮肤出血点或瘀斑等表现;⑤孩子的肚子能否摸到包块。

腹痛又可以按诊疗科室分为内科性腹痛与外科性腹痛,一般来说,孩子就诊时首先选择儿内科,经过儿科医生的检查和判断,如果诊断为外科性腹痛,就会转诊到小儿外科医生那里进一步治疗。常见的引起儿童器质性腹痛的内科系统病因有:急性胃肠炎、肠系膜淋巴结炎、胃溃疡、慢性胃炎、过敏性紫癜等;外科系统病因有:急性阑尾炎、肠套叠、肠梗阻、泌尿系结石、嵌顿疝、睾丸蒂扭转、急性胰腺炎等。

总之,对于孩子的腹痛,家长们要提高警惕,严密观察孩子的病情变化、一般情况及精神状态,及时到医院就诊治疗。在平时,要让孩子多多锻炼身体、增强体质,注意腹部保暖、饮食卫生,不进食不洁净及生冷食物,吃饭定时定量,不暴饮暴食,饮食搭配均衡,每天摄入适量的蔬菜和水果,养成定时排大便的习惯,积极预防消化系统常见疾病。

第十五节　小疾病大烦恼——婴儿湿疹

湿疹是婴儿时期最常见的皮肤病。在育儿讲堂上,儿科大夫们被家长问及最多的问题恐怕就是如何对付婴儿湿疹。

湿疹就像是个顽固不化的敌人,一旦出现了,就会反反复复骚扰宝宝,让宝宝瘙痒难忍,严重影响宝宝的睡眠和生长发育。看着宝宝自己用小手抓出一道道血痕,家长们会非常心疼和紧张不安。

湿疹真的那么恼人吗?其实,湿疹只是婴儿阶段的一种常见病,不管它有多么严重,随着宝宝的一天天长大,它都会逐渐消退。所以,家长们大可不必焦虑和悲观,要坚信婴儿湿疹绝大部分是可以治愈的,只有很少数会延续到成年。

一、湿疹的治疗

对仅有皮肤干燥损害的轻症,可选择一些无刺激性润肤保湿剂,如儿童霜、硅霜等外用即可;用润肤保湿剂无法改善症状,皮损继续加重时,可选择弱效皮质激素软膏外用;对于皮损面积大、渗出、糜烂、结厚痂的重症孩子,可以用清热、解毒、收敛的中药液洗浴或湿敷使之干燥、去痂后,加用皮质激素、外用抗生素软膏,迅速缓解症状。

皮质激素是让家长们"谈虎色变"的药物,但在目前婴儿湿疹的中、重度治疗中,皮质激素软膏是主要外用药物,只要在专科医生的指导下,有选择地、间断性应用是安全的。注意皮损消失时即可停用皮质激素软膏,但润肤保湿剂的应用不应间断。

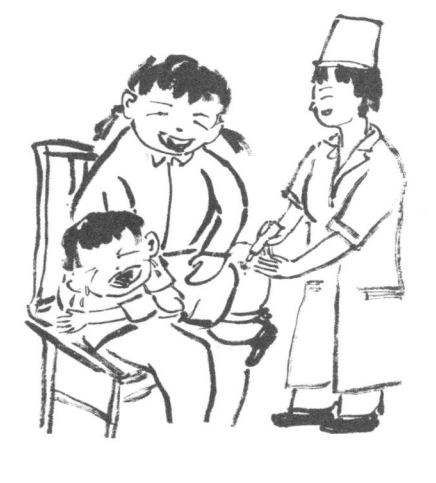

坚持应用润肤保湿剂可改善皮肤屏障功能、减少皮质激素软膏的用量,减少复发。瘙痒严重影响孩子睡眠时,可给孩子口服有助于睡眠的抗组胺药(如氯苯那敏等)。按照上述治疗原则,多能控制婴儿湿疹症状,无需口服、注射皮质激素。

二、患儿的护理

怎样护理患有湿疹的宝宝呢？家长们需要注意以下几个方面。

（一）喂养

母乳是最低敏的蛋白之一，应提倡母乳喂养。只用母乳喂养时，母亲应忌食辛辣刺激性食物。对于人工喂养的宝宝，当宝宝出现湿疹后，家长们经常会考虑更换一下奶粉，事实上这样做并不能达到目的。为了保证儿童的生长发育，除发现有明确食物加重婴儿湿疹的证据外，不必禁食奶类。鸡蛋是婴儿湿疹变应原检测阳性率最高的食物，建议湿疹婴儿加喂蛋黄延至6个月后、蛋白延至1岁后。添加其他异种蛋白质或水果，采取少量、多次、逐渐增加的方式。喂养不宜过饱，以免加重胃肠道负担。

（二）穿着

宜选择棉、软、宽松衣物，避免人造纤维和毛织品直接接触皮肤，不用羽毛枕、被，清洗衣物时用碱性、刺激性弱的洗涤剂，洗涤时尽量漂洗干净。要勤给宝宝换枕巾以保持清洁。

（三）皮肤清洁

用温凉清水轻拭皮肤即可，沐浴液、香皂、护肤品选择添加成分简单、刺激性小的品种。冬季严格控制洗浴次数，浴后应用低敏感性增湿或保湿霜。有湿疹的宝宝户外活动时一定要避开直射光线。

（四）居室环境

居室要求凉爽、通风、清洁，为避免室内尘螨吸入，建议用湿拖把、抹布清扫。冬季居室应使用加湿器以提高环境湿度，避免给宝宝盖过厚的被子。

（五）防止继发细菌等感染

湿疹患儿皮肤表面易寄生金黄色葡萄球菌，可诱发加重皮炎损害，应避免外伤，保持皮肤清洁。为了避免宝宝抓挠而使湿疹加重，白天可抱宝宝到室外转一转，分散宝宝的注意力，让宝宝高兴起来，晚上睡觉时可以给宝宝戴上手套。

家长是对付婴儿湿疹的关键人物，一旦宝宝出现了湿疹，家长就要比平时更细心更耐心，同时要做好长期"作战"的准备，在医生的指导下，用正确的生活护理方式和安全的治疗方法，帮助每一个患湿疹的孩子顺利度过患病期。

第十六节　如何应对猩红热

圆圆正在上小学 1 年级，昨天出现发热、咽痛等症状。妈妈以为圆圆感冒了，给她吃了退热药和小儿感冒颗粒。可是，今天圆圆的体温不但一下高到 39 ℃，身上还出现了很多红色的细小皮疹，这可吓坏了圆圆妈妈，赶紧带着孩子来儿科就诊。

接诊的医生仔细检查了孩子的咽部、舌头，又查看了皮疹，让圆圆去做了血常规检查,最后确诊圆圆得的是猩红热。

一、猩红热是什么病

猩红热是由一种细菌(溶血性链球菌)引起的急性呼吸道传染病,冬春两季发病者较多。猩红热的病原菌在体外的生活力较强,在痰液、脓液和渗出物中能生存数周。

猩红热一年四季均可发生,但以春季的 4～5 月、冬季的 11～12 月多见。其传染源是患者和健康带菌者,通过空气飞沫传播细菌。发病年龄以 3～8 岁小儿为主,6 个月以内的婴儿因从母体获得被动免疫力,故很少发病。

二、猩红热的临床表现

本病一般起病很急,发热高,伴嗓子疼。起病 1～2 d 内出皮疹,从颈部、上胸开始,很快蔓延全身。皮疹一般为充血性猩红色鸡皮疙瘩样细密的丘疹,在皮疹之间几乎看不到正常皮肤。面颊发红,口唇周围发白。发病时,咽峡部红肿,扁桃体上可有片状黄白色渗出物,舌背味蕾突起形似杨梅或草莓,称"杨梅舌"或"草莓舌",这也是猩红热的特征之一。孩子出疹子时身上很痒,常常会用手抓,皮肤上留有抓痕。皮疹多在 1 周内消退,疹退时体温下降,疹退 1 周后开始脱皮,但无色素沉着。如能早期正确治疗,出疹轻,可无明显脱屑。

三、猩红热的治疗

在高发季节,尤其是孩子周围出现猩红热病患儿时,家长要密切关注宝宝的身体状况，一旦发觉儿童出现发热或皮疹，应及时送往医院进行诊断和治疗。本病的治疗首选青霉素，头孢类抗菌药物亦可，如果青霉素过敏，则选用红霉素。需要注意的是，应用抗菌药物一定要坚持"早期、足疗程"原则，以预防肾脏或心脏并发症，疗程7～10 d。

四、猩红热的家庭护理

急性期应卧床休息。患儿居室要经常开窗通风换气，使用的食具应煮沸消毒，用过的手绢等要用开水煮烫。保持口腔及皮肤清洁卫生，预防继发感染，年龄大些的儿童每日用淡盐水漱口。因为该病为呼吸道传染病，故患儿患病期间避免与其他儿童接触，不宜入园、入学，隔离期一般为1周左右。患儿痊愈后，要对居家环境进行一次彻底消毒，玩具、家具要用肥皂水或来苏水擦洗一遍，不能擦洗的，可在户外暴晒1～2 h。

五、猩红热的预后

猩红热可侵袭邻近组织器官引起化脓性炎症以及病毒性心肌炎、风湿热、肾炎等并发症。为了监测是否发生了风湿热或肾炎等并发症，可在热退2～3周后检查尿常规和心电图。

六、猩红热的预防

猩红热流行期间避免去拥挤的公共场所，注意皮肤卫生，以防皮肤感染。

第十七节 "四世同堂"的水痘

一、奶奶下诊断,到底对不对

李奶奶的小孙子豆豆最近刚满11个月,昨天发热了,刚开始没当回事,没过多久豆豆全身出现了很多红色的皮疹,后来有些皮疹就慢慢变成了水疱。这可急坏了豆豆妈妈,但李奶奶却很镇静,已经养育过三个孩子的她很淡定地对儿媳妇说:"这是水痘,不用管它,过几天就会慢慢好的。"

对于婆婆的判断,豆豆妈妈将信将疑,她赶紧带孩子来到医院儿科就诊。接诊的大夫经过仔细检查,诊断和李奶奶的一致:"孩子得的就是水痘。"

二、水痘是一种什么疾病

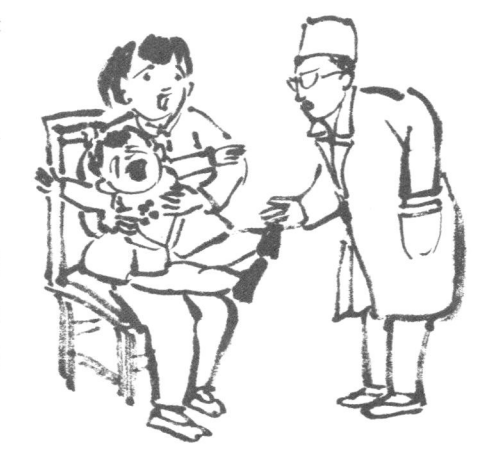

是由水痘-带状疱疹病毒感染引起的急性传染病,主要发生在婴幼儿,冬春两季多发。

三、水痘有什么临床特点

（一）发热

水痘初期一般先有发热，常为低热（38 ℃以下），发热24 h内出现皮疹。

（二）皮疹

皮疹主要分布在躯干、头皮，四肢较少，手心、脚心几乎没有。最初会表现为红色的斑疹，逐渐突出皮面形成丘疹，然后变成疱疹，随后疱疹从中心开始干枯、结痂。不同形态的皮疹会分批出现，病程中常有这样的现象：在同一时期四种不同形态的皮疹可能会同时出现，即斑疹、丘疹、疱疹、结痂，我们叫它们"四世同堂"。

四、得了水痘危险吗

水痘是一种自限性疾病，10 d左右可自愈，一般不留瘢痕，愈后可获得终身免疫。但在免疫力低下的人群中会继发肺炎、脑炎，少数患者可继发血小板减少，部分患者在今后免疫力低下时会继发带状疱疹。

五、如何治疗水痘

主要是对症治疗。注意休息，发热时多喝水，吃易消化的食物。保持皮肤清洁，勤换衣服，不要抓破水疱，以防感染。一般人群可服用些抗病毒的中药。对于皮疹，在未破溃之前，如果有瘙痒，可以涂抹炉甘石洗剂止痒治疗。皮疹破溃后保持皮肤干燥,如果继发了感染,可以涂抹抗生素软膏,如莫匹罗星或红霉素软膏等。

六、水痘会传染吗

水痘是一种传染性疾病,主要通过接触和飞沫传播。如果宝宝得了水痘,可能会传给没有得过的孩子,因此需要隔离,一般隔离至皮疹全部结痂为止。与水痘患儿接触过的儿童,应隔离观察3周。

七、水痘能预防吗

目前水痘疫苗已经研制成功,1～12岁儿童接种1针。疫苗能够保护孩子们不得水痘,也保护孩子们不会因为得水痘而引起一些并发症。

第十八节　孩子出现过敏性紫癜怎么办

小雪正在上小学3年级,身体一向很健康。今天早上她穿衣服时发现双下肢都是大小不等的紫红色皮疹,而且肚子一阵阵疼得厉害,还呕吐了2次。这可吓坏了小雪和她妈妈,她们匆忙来到了医院小儿血液科,接待她们的是吴大夫。

吴大夫仔细查看了孩子双下肢的皮疹,又给小雪检查了腹部,很肯定地告诉她们:"孩子的病是过敏性紫癜。"听着这个陌生的病名,小雪妈妈疑惑而又紧张地问:"过敏性紫癜是什么病?它是怎么引起的?得了这病应该怎么办?"吴大夫安慰小雪妈妈:"别着急,我来给你讲讲这个病到底是怎么回事。"

一、过敏性紫癜是什么疾病

过敏性紫癜是儿童时期最常见的血管炎之一,病理改变为全身性小血管炎。多发生于学龄期儿童,在冬春季节发病较多。

二、过敏性紫癜的病因

该病的病因及发病机制目前仍不完全清楚。多数孩子在发病前1~3周常有上呼吸道感染病史。感染(细菌、病毒和寄生虫)、食物(牛奶、鸡蛋、鱼虾等)、药物(抗生素、磺胺类、解热镇痛剂等)、花粉、虫咬及预防接种等均可作为致敏因素,引起机体发生过敏反应,导致疾病发生。

三、过敏性紫癜的临床表现

(一)皮疹

主要表现为稍隆起皮肤、大小不等的紫癜。常对称性分布于双下肢,以踝、膝关节周围多见,其次见于臀部,还可见于上肢、面部,常分批出现,紫癜可融合成片,皮疹消退时可转变为黄棕色。多数患儿皮疹可有1~2次,甚至多次反复,个别可连续发作达数月甚至数年。虽然孩子有皮肤紫癜,但化验血常规时发现血小板是正常的,这就有别于另外一种孩子常见的疾病免疫性血小板减少症。

（二）关节症状

常见受累关节是膝、踝和手，表现为关节肿痛，症状多于数日内消退，不遗留关节变形。

（三）胃肠道症状

最常见为腹痛，以肚脐周围和下腹部为主，为阵发性绞痛，可伴恶心、呕吐及血便。

（四）肾脏症状

多见于皮疹出现后4~8周，少数患儿数月之后可表现为尿色异常、泡沫尿等。

需要注意的是，以上表现除了皮疹以外，其他三种症状可能出现一种，也可能出现两种以上，而且可能会在病程的不同时期出现。极少部分孩子刚开始只有腹痛，而没有皮疹，经过一两天后才出现典型的皮肤紫癜。

四、过敏性紫癜的治疗方法

如果仅仅只有皮疹，可以选择在家休息和治疗，避免食用可能引起过敏的食物，如牛奶、鸡蛋、鱼虾、海鲜等；积极抗感染治疗；口服止血药物如芦丁片、维生素C等；使用抗过敏药物如氯雷他定、氯苯那敏等，抗凝药物如双嘧达莫等。如果伴发胃肠道或关节、肾脏症状等，就需要住院治疗观察了。

五、过敏性紫癜的预后

过敏性紫癜属于自限性疾病，预后一般良好，但有复发倾向,极少数患儿发展为持续性肾脏疾病,极个别患儿可发生肾功能不全。

因为小雪除了有皮疹,还有腹痛、呕吐,吴大夫建议住院进一步观察治疗。经过医护人员精心的治疗,小雪的皮疹很快就消退,腹痛也消失,1周后就顺利出院了。出院时,吴大夫向小雪妈妈交代了一些注意事项:近期内避免食用可能引起过敏的食物;近期避免预防接种;积极防止感染;出院6个月内复查尿常规,至少每周1次,若6个月后尿液检查仍异常,则需继续随访3~5年;若出现腹痛、黑便、便血、尿色异常、尿中泡沫增多、关节肿痛、皮疹复发等情况,尽快去儿科门诊复查,如有不适随时就诊。

第十九节　伴瘙痒的皮疹——急性荨麻疹

园园是个小学3年级的学生,最近放暑假了,爸爸妈妈带着她一起去北戴河游玩。一到北戴河,看到到处都是海鲜饭馆,园园别提多开心了。这天晚上,她点了好几个海鲜烧烤:扇贝、海螺、皮皮虾……吃完晚饭后2 h,园园胳膊上出现了几个疙瘩块,园园以为是蚊子叮的,抹了点清凉油,可是转眼间胳膊上的疙瘩越来越多,而且腿上、屁股上也出现了类似的疙瘩,还特别痒痒。这可急坏了园园的爸爸妈妈,他们赶紧带着园园来到当地一家医院找大夫看病。大夫仔细问明了园园的生病情况，又给园园检查了一下，确诊为急性荨麻疹。

一、病因是什么

很多原因可以引起该病。最常见的是食物，小孩子进食牛奶和鸡蛋等食物、大孩子进食海鲜类食物可以引起该病。也有些孩子接触了花粉、动物皮毛等发病。此外，寒冷、日晒、精神紧张、抓挠皮肤等均可诱发该病。

二、有哪些常见症状

最常见的表现是全身出现红色风团，类似蚊虫叮咬后引起的疙瘩。如果病情严重的话，还可以出现憋气、呼吸困难，也有些孩子会有腹痛、呕吐、腹泻等表现，少部分孩子会出现发热等不适。

三、如何治疗

给予抗过敏药物如氯雷他定、西替利嗪或氯苯那敏口服，给予炉甘石洗剂外用以止痒治疗。病情严重的孩子一定要就近立即就医，防止发生过敏性休克。

四、预后如何

一般急性荨麻疹在去除病因并积极抗过敏治疗后症状马上消失，少部分可迁延成慢性。

五、如何预防

可以行相关检查寻找变应原,今后避免接触可疑食物。

第二十节　关于手足口病

3岁的甜甜这两天吃饭时总喊着嘴巴疼,甜甜妈妈刚开始没在意,过两天在朋友圈里看到最近有手足口病流行,突然意识到:甜甜不会也是手足口病吧？她检查了一下甜甜的手心和脚心,果真看到了几个小疹子。于是甜甜妈妈赶紧带着孩子来到了医院。

接诊她们的是儿科王大夫,她首先问甜甜妈妈最近幼儿园里有没有其他宝贝得了手足口病,甜甜妈妈回想了一下:"好像确实有,这两天班里有好几个孩子都请假了呢。"王大夫又仔细地查看了甜甜的嘴巴,检查了甜甜的手和脚,还看了一下甜甜的屁股,很肯定地告诉甜甜妈妈,孩子得的就是手足口病。向来胆小的甜甜妈妈听到这里,猛然想起前些日子看过的一篇新闻报道,说是一个1岁多的娃娃因为得了重症手足口病没有抢救过来,不由得一阵惊慌,眼泪都快掉下来了,赶紧问王大夫:"娃娃为什么会得这个病？这下怎么办？会有生命危险吗?"王大夫让甜甜妈妈别着急,且听她慢慢道来。

一、手足口病的病因

手足口病由肠道病毒引起,包括柯萨奇病毒、埃可病毒和肠道病毒71型,重症及死亡病例多由肠道病毒71型所致。密切接触是手足口病重要的传播方式,通过接触被病毒污染的手、毛巾、手绢、牙杯、玩具、食具、奶具以及床上用品、内衣等引起感染;还可通过呼吸道飞沫传播;饮用或食入被病毒污染的水和食物亦可感染。由于病毒传播途径广泛,因此传染性强,在幼儿园里小朋友们常常集中发病。

二、手足口病的临床表现

手足口病通常在夏季流行,多发生于5岁以下小儿,尤其是3岁以下的婴幼儿发病率更高。刚发病时有低热,口腔黏膜出现小疱疹,后破溃形成溃疡,吃东西疼,孩子食欲减退。患儿多同时在手、足皮肤出现斑丘疹,有时可见于臀部,偶见于躯干、大腿部,斑丘疹很快转为小疱疹。少数孩子可伴有咳嗽、流涕、腹泻等症状。大部分孩子会在1周内痊愈,无后遗症。

手足口病的皮疹有点特殊,儿科医生们为了便于记忆辨别,总结了三个"四部/不":皮疹经常出现在四个部位——手、足、口、臀部,皮疹四不像——不像蚊虫咬、不像药物疹、不像口唇牙龈疱疹、不像水痘,皮疹四不特征——不痛、不痒、不结痂、不结疤。但还有少部分孩子没有那么幸运,他们可能会表现出高热不退(体温在39 ℃以上)、精神差、爱睡觉、易惊、头痛、呕吐、烦躁、肢体抖动、肌无力等。更严重的孩子会出现心率和呼吸加快、出冷汗、四肢末梢发凉、皮肤发花、口唇发青、咳粉红色泡沫痰或血性液体、昏睡等。因此在第一次接诊手足口病患儿的时候，儿科医生一般会把这些重症情况详细告知家长，当家长发现孩子有以上任何一种表现时，需要把孩子紧急送到医院进一步治疗。

三、手足口病的治疗

孩子确诊手足口病后，就不能去上学了，以免传染给别的孩子。家里有两三个孩子的，也要注意隔离，避免交叉感染。给孩子多喝水，吃清淡、温性、可口、易消化、柔软的流食或半流食，忌酸性饮料和较硬食物，用盐水漱口可以减轻口腔疼痛。不要搔抓皮疹，以防继发感染。如果体温在 38.5℃以上，需及时口服退热药。在医生指导下，可以口服中成药抗病毒。

如果出现前述重症手足口病的任一表现时，一定要尽快带孩子到医院，进一步住院规范治疗。家长在孩子刚得了手足口病时，如果无法判断孩子病情的轻重，一定要带到儿科医生那里，让医生给孩子检查一下，确定可以在家观察治疗方可带孩子回家。

四、得了手足口病后还会再得吗

因为肠道病毒各型之间无交叉免疫力，机体可先后或同时感染多种不同血清型和亚组病毒。因此，孩子在童年时期，完全可能得好几次手足口病。

五、手足口病的预防

保持良好的个人卫生习惯是预防手足口病的关键。勤洗手,不要让儿童喝生水,吃生冷食物。儿童玩具和常接触到的物品应当定期进行清洁消毒。避免儿童与患手足口病儿童密切接触。手足口病流行期间避免到人流集中或空气流通差的场所。

肠道病毒71型灭活疫苗可用于6月龄~5岁儿童预防肠道病毒71型感染所致的手足口病,基础免疫程序为2剂次,间隔1个月,鼓励在12月龄前完成接种。

王大夫介绍到这里,微笑着告诉甜甜妈妈:"甜甜目前是普通型手足口病,可以带孩子回家观察治疗,但是我说的特殊情况你可都要留心哦!"甜甜妈妈破涕为笑,连连点头。1周后,甜甜的皮疹完全消退,可爱的甜甜又开开心心地去幼儿园上学了。

第二十一节　娃娃爱呕吐,根源是病毒

早上刚打开手机,好友洁就给我来电话了:"我家娃娃昨天晚上呕吐了4次,还总说肚子绞着痛,早上排了2次稀便,不发烧。"洁是一名内科医生,尽管描述病史很专业,但是语气里仍

掩饰不住慌乱和焦虑。

孩子的呕吐，会有很多病因。洁的闺女7岁，属于学龄儿童，这么大的孩子发生呕吐，伴有腹痛、腹泻，可能的病因有：急性阑尾炎、急性胃肠炎、胃肠型感冒，还有诸如病毒感染——最近在某些幼儿园、小学都有流行报道。如果只听洁的描述，这些病因现在都不能除外，没亲自接诊孩子，不能轻易下诊断，这是儿科医生最基本的职业规范。即使洁是我最好的朋友，我仍然只是把可能的病因告之于她，催促她尽快带孩子找就近的儿科急诊就诊。

一小时后，洁给我发来了孩子的血常规报告，随后打电话给我，还是那样火急火燎："我带孩子去了儿科急诊，人太多了，根本等不及，我就带她去我们医院查了血常规。孩子从昨天晚上起到现在都没吃东西，我给孩子检查了腹部，肚子现在是软软的，麦氏点也没有压痛（麦氏点的压痛及反跳痛是临床上急慢性阑尾炎的重要体征）。"洁的这段话给我提供了一些线索，凭我对洁专业能力的了解，她给孩子检查过腹部，现在没有明显的体征，血常规的指标又不像细菌感染，所以急性阑尾炎这种儿童急性腹痛的常见病因现在基本可以除外了。

我一边和洁交流，一边思索着：现在孩子的血常规指标基本正常，呕吐会不会就是诺如病毒感染呢？病史的详细提供对于每一种疾病的诊断都非常有帮助，尤其是一些传染病，如果有和相同症状的患者接触史，对疾病的诊断有辅助支持作用。我问洁："班上其他孩子近期有呕吐表现吗？"洁突然想起来了："嗯，应该是有的，前两天她班上有几个孩子的妈妈在朋友圈里发过孩子呕吐的事情呢!""经过我综合考虑,我觉得孩子现在很有可能就是诺如病毒感染,这种疾病没有特效药物,是一种自限性疾病(也就是说疾病到了一定的期限自己就能好),只要注意护理好孩子,一般两三天就会好的。现在你可以给孩子补充点液体,加一点止吐药就行了。"

第二天下午,我接到了洁的短信:"感谢帮助,孩子不吐了,我觉得你的判断是对的,应该是病毒感染。"出于职业习惯,我叮嘱洁:"孩子虽然好了,现在还是需要在家休息、隔离,暂时不要去上课,直到症状消失 3 d 后再回校,以免将疾病传染给同学。还有,要将孩子的症状报告给班主任老师,以便学校注意开展环境的彻底消毒、食堂的饮食卫生监督等工作,避免班级里再出现更多的类似病例,如果老师们见到类似病例,也要督促孩子们立即就诊。"洁一一应诺,我又补充道:"诺如病毒是个狡猾的家伙,它不像有些疾病,一旦得过,以后就再也不会得了,诺如病毒可让孩子们反复受到感染。因此流行季节,要少带孩子去人多的公共场所,减少感染机会,一定要培养孩子饭前便后勤洗手的习惯,教导孩子不吃生冷食品,生吃瓜果要洗净。"

第二十二节　热性惊厥

儿科的王医生正在上急诊夜班,晚上10点钟,冲进来一个披头散发的妈妈,抱着3岁左右的孩子,惊慌地大喊:"大夫,快救救我儿子,他抽风了!"经验丰富的王医生镇定地指挥护士立即给孩子用上止惊药地西泮,不到一会儿,孩子便止住了抽动,沉沉地睡着了。此时,孩子妈妈仍然大惊失色,着急地问医生:"孩子怎么了?有事吗?"王医生摸了摸孩子的额头,很烫,立即又让护士给孩子用了退热栓,然后问询:"孩子抽风前是什么情况?"孩子妈妈回答:"这两天孩子感冒了,今天吃晚饭后出现了发热,我当时量了孩子体温38.3 ℃,没让他吃退热药,就给他喂了些热水,后来孩子就睡了,没想到没睡多久他突然抽起来了……"王医生解释:"孩子这个情况,我初步判断是热性惊厥,但是还需要继续观察孩子的情况、完善相关的检查,再进一步确定。"

热性惊厥,又称高热惊厥,俗称"抽风",是指小儿在上呼吸道感染或其他感染性疾病早期,体温升高(一般体温≥38.5 ℃)时发生的惊厥,并排除颅内感染及其他导致惊厥的器质性或代谢性疾病。小儿惊厥的发病时间大多发生在小儿发热后的12 h以内,当惊厥的情况发生时,患儿会忽然间出现意识消失,随即双眼会上翻或者向一侧凝视,伴随面部肌肉以及四肢强直、僵硬、痉挛或者不停抽搐。通常情况下,惊厥的发作时间一般为数秒至数分钟不等。

热性惊厥是儿科门急诊的常见神经系统急症,好发于6个月~3岁儿童。小儿惊厥之所以常见,主要是因为婴幼儿的大脑皮质的功能发育并不完全,其神经髓鞘并没有完全形成,因此婴幼儿的皮质抑制功能较差,容易出现过度兴奋的状态。即使是弱的刺激,也会导致婴幼儿大脑运动出现神经元异常放电,而导致小儿出现惊厥。除此之外,由于小儿的血脑屏障功能比较差,各类毒素都容易侵入他们的脑组织中,一些疾病如产伤、遗传家族史以及脑发育畸形等也容易引起小儿惊厥。随着年龄增长,大脑逐步发育成熟,一般情况下小儿在6岁以后便不会再出现热性惊厥的症状。

孩子发生热性惊厥时,首先要将孩子平躺放在床上或地上,松开孩子的衣领,让其身体处于侧卧位的位置,使头向一侧偏去,防止将呕吐物吸入气道。同时给予温水擦浴,降低体温。一般情况下,惊厥多于5 min内自行缓解,如果持续5 min以上,一定要将孩子紧急送往离家最近的医院救治。

有些孩子以后发热时还会再出现惊厥的发作,因此,在已经出现过热性惊厥的孩子再次发热时,家长需要给孩子积极退热,体温达到38 ℃以上时就可以给孩子口服退热药了。

小儿的惊厥症状,还有发展成为癫痫病的可能性。通过临床研究可以得知,患儿惊厥的发病时间在6个月以内、6岁之后的患儿、患儿家族中具有癫痫病史等情况,都有可能出现患儿病情发展成为癫痫的可能。临床上,医生会让孩子在第一次惊厥退热2周后检查脑电图,判断一下有没有发展为癫痫的风险。

为了能够更好地对小儿热性惊厥进行预防和控制,首先需要对小儿热性惊厥的临床表现有所了解,若发现小儿出现惊厥情况,应当及时将小儿送往医院就诊,并且提高对小儿惊厥的重视,以免出现小儿惊厥发展成为癫痫病的严重后果。

家长平时要多注意给孩子保暖,避免着凉;注意营养均衡,增强孩子体质;感冒流行时,要避免去公共场合;流感季节,要提前接种疫苗。

第三章 小儿血液系统及肿瘤性疾病

第一节 孩子发热后白细胞低会是血液病吗

3岁的晶晶昨天发热了,妈妈带她到医院看病,医生检查了晶晶后,诊断为急性上呼吸道感染,让晶晶去查一下手指血。结果出来后,医生告诉晶晶妈妈,孩子的白细胞是$3×10^9$/L,较参考值:$4～10×10^9$/L偏低。晶晶妈妈非常紧张:"医生,孩子不会是血液病吧?"

对孩子们来说,如果是急性的发热,在血常规化验单中只有白细胞的降低,其他都正常,医生们会首先考虑是病毒感染。这种情况下,除了白细胞总数低,白细胞分类中淋巴细胞比例也会高于正常,同时,提示细菌感染的指标C反应蛋白也基本是正常的。

病毒是引起孩子急性上呼吸道感染的常见病原,如果是病毒感染引起的白细胞低,这种情况具有自限性,也就是白细胞能自己恢复正常。医生一般会给孩子采取对症治疗,不需要开专门升白细胞的药物,并叮嘱孩子2周后复查,孩子的血常规通常都能恢复正常。

什么时候孩子的白细胞低需要警惕血液病呢? 如果孩子出现了持续时间超过1周以上的发热,而且找不到明确的病因;或者孩子在发热后,还出现了一些别的症状,比如头晕、骨痛、鼻出血、皮疹等;或者孩子的血常规指标中除了白细胞低,还出现了血红蛋白和(或)血小板的降低;或者孩子复查几次血常规,白细胞始终不能恢复正常等,这些时候应该就诊于小儿血液科,请医生评估一下孩子的情况,决定是否需要做进一步检查包括骨髓穿刺等来协助明确病因。

第二节　孩子血小板增高是怎么回事

血小板作为血液中三种血细胞的一种,功能主要是止血。血小板数值是血常规里面医生必须关注的一项重要指标,正常值：100～300×10⁹/L，当它降低时，孩子就会发生出血表现，比如皮肤出现出血点、流鼻血、牙龈出血等。很多孩子感冒的时候去医院看病，查血常规却会发现血小板比正常值高很多，家长们看到这种情况就会很担心：孩子血小板增高是怎么回事？

血小板增高分为原发性和反应性。原发性血小板增多症是一种骨髓增殖性疾病，由于造血干细胞单或多克隆异常等所致，儿科罕见，要确诊这种疾病需要做骨穿及分子遗传学鉴定。

反应性血小板增多是指有明确的继发性因素引起的血小板增多，当继发性因素去除，血小板能逐步恢复正常。儿童比成人更容易发生反应性血小板增多。儿童反应性血小板增多的病因以感染性疾病最常见，其他常见病因有：缺铁性贫血、结缔组织病。此外，肠梗阻、慢性失血、结核病、脾切除术后、长期应用激素等也容易引起血小板增多。反应性血小板增多，一般血小板小于800×10⁹/L。

血小板增多可以继发于各种感染，最常见的就是急性上呼吸道感染，其次为消化道及泌尿系感染。儿科门诊中一些孩子因为发热检查血常规，其中血小板增多的比例还是挺高的。血小板增多通常在感染第1周后出现，10～20 d达高峰，这种血小板增多不用特殊处理，约在感染3周后就能恢复正常。还有一部分孩子是因为缺铁引起的贫血，这也会引起血小板增高，当补铁治疗贫血纠正后，血小板就能逐步恢复正常。在孩子常见的结缔组织病中，如：川崎病、过敏性紫癜、类风湿关节炎等，都会出现血小板增高，这些疾病都有相应的临床表现及治疗方法，只要积极治疗原发病，血小板也都能恢复正常。

总之,如果发现孩子的血小板增高,不用过度紧张,找医生帮助寻找病因,积极治疗就可以啦!

第三节　血小板减少不一定都是血小板减少症

朋友荣的孩子1岁8个月,不久前发现腿上有出血点,去医院查了血常规,发现血小板减少了,只有$50×10^9/L$(正常值:$100～300×10^9/L$),也不贫血,白细胞也是正常的。医生告诉荣,孩子可能是病毒感染引起的免疫性血小板减少症,可以暂时先观察,有情况再来复诊。荣遵医嘱,每隔3 d带孩子去医院复查一下血常规,可是复查了两次,孩子的血小板总是不见回升。荣知道我是儿童血液专业的医生,就咨询我下一步该怎么办,我建议让孩子做一下骨穿,除外急性白血病等恶性疾病。荣很舍不得让年幼的孩子遭罪,没有听从我的建议,打算再等一等。3 d后,孩子发热了,还出现了皮疹,这下荣慌了神,急忙带孩子去医院做了骨穿,结果出来了,是急性白血病。

免疫性血小板减少症是儿童血小板减少的最常见原因,于是在临床实践中,一些医生可能会有这种先入为主的想法,在诊断时存在着盲目的自信,再或者由于家长对孩子做骨穿存在着本能的恐惧、抵触心理,导致孩子可能被误诊或延误诊断。

急性起病的血小板减少,重点需要鉴别的疾病是急性白血病,尤其是孩子有发热、面色苍白、骨痛、精神不好等表现,或者除了血小板减少,还出现了白细胞的异常和(或)贫血等。虽然在免疫性血小板减少症最新诊疗规范中,提出了骨髓穿刺不是诊断过程必须的检查项目,但是也强调了治疗效果不佳的时候一定要及时、反复评估疾病诊断是否正确。有一些孩子,在上呼吸道感染后一两周出现了急性的血小板减少,血小板数值很低,为了避免做骨穿时孩子剧烈哭闹发生颅内出血等风险,医生们会采用免疫性血小板减少症的一线治疗药物丙种球蛋白静脉滴注治疗,如果治疗有效,也可以证实免疫性血小板减少症的诊断,效果不佳的时候,会及时给孩子做骨穿检查再明确诊断。

在慢性的血小板减少中,需要鉴别的血液系统疾病有慢性再生障碍性贫血、骨髓增生异常综合征等。慢性再生障碍性贫血是一组以骨髓有核细胞增生减低和外周血两系或三系血细胞减少为特征的骨髓衰竭性疾病。儿童慢性再生障碍性贫血可首先以血小板减少起病,后期骨髓衰竭会逐渐影响到其他血细胞,出现贫血、白细胞减少。骨髓增生异常综合征是起源于造血干、祖细胞的一组恶性髓系克隆性疾病,其特征为外周血细胞减少、骨髓中一系或多系造血细胞发育异常、易演变成急性髓细胞白血病。骨髓增生异常综合征也可以表现为单纯的不明原因的血小板减少,持续3个月以上。因为这些疾病的治疗原则、方法及预后与慢性免疫性血小板减少症均有很大差别,所以只有想办法明确诊断,才能帮助孩子最终解决问题。

以上这两种疾病虽然发病率比免疫性血小板减少症低很

多,但单纯依靠血常规化验单则与免疫性血小板减少症没法鉴别,需要靠骨髓穿刺及骨髓活检等来鉴别。这些操作是血液科医生的常规操作,是非常安全的,家长们大可不必过于紧张,如果有检查的必要性,一定要积极配合医生给孩子们做检查。

此外,对于慢性血小板减少,还需要排除一些非血液系统疾病,如免疫系统相关疾病。系统性红斑狼疮是一种可侵犯全身各个器官的结缔组织病,有一些孩子,尤其是年龄偏大一点的女孩,早期可能会表现为血小板减少,以后可能会发展成多个系统受累,需要定期检查免疫相关指标来明确。

当然,以上提出来的只是免疫性血小板减少症的一些相对常见的鉴别诊断,还有一些其他的罕见疾病也需要鉴别,如:遗传性血小板减少症、范科尼贫血等。对待孩子的血小板减少,无论是急性还是慢性的,家长们一定要重视,应该及时就诊于儿童血液科,找专业的医生给予孩子规范的诊断与治疗。

第四节　从血常规化验单能否
判断孩子得了白血病

最近,我的医生网站上总是接到这样的患者咨询:"大夫,您帮我看看孩子的化验单,会是白血病吗?"说实话,即使我是一个已经在儿童白血病领域钻研了十几年的小儿血液科医生,只看血常规化验单也不敢贸然断定孩子是否得了白血病。

白血病,是血液系统的恶性肿瘤,克隆性白血病细胞因为增殖失控、分化障碍、凋亡受阻等机制在骨髓和其他造血组织中大量增殖累积,并浸润其他非造血组织和器官,同时抑制正常造血功能。临床可见不同程度的贫血、出血、感染、发热以及肝、脾、淋巴结肿大和骨骼疼痛。一般来说,血常规化验单中医生主要看的指标是白细胞、血红蛋白、血小板,白血病患儿的血常规结果可谓千奇百怪。

表　常见白血病病例的血常规

白细胞	血红蛋白	血小板	患白血病的可能性
明显高于正常	低于正常	低于正常	非常大
高于正常	正常	正常	有可能,看看有无感染
高于正常	正常	低于正常	有可能
正常	低于正常	低于正常	有可能
低于正常	低于正常	低于正常	有可能
正常	正常	正常	有可能,可能性相对小

从上表中可以看出,在白细胞明显高于正常,且血红蛋白和血小板均低于正常的情况下,患白血病的可能性非常大,其他情况也都存在患白血病的可能,即使血常规完全正常的情况下,也不能完全除外白血病。诊断白血病,一定要结合孩子的病史、临床表现以及血常规、骨髓穿刺等结果综合确诊,当然,确定诊断的"金标准"还是骨髓穿刺。

但是,因为白血病的发病率毕竟不是很高,小儿白血病的发病率仅为3/10万~4/10万人口,家长们在看到孩子的血常规化验单后其实也不必过分惊恐,可以找身边的儿科医生,结合孩子的病史、查体等情况,先综合大致判断一下。如果对检查结果确实有怀疑时,可以行骨髓穿刺来明确。如果孩子的血常规白细胞高于正常的时候,可以先做一下血涂片,做一个外周血细胞分类,让检验科医生在显微镜下观察有无幼稚细胞。

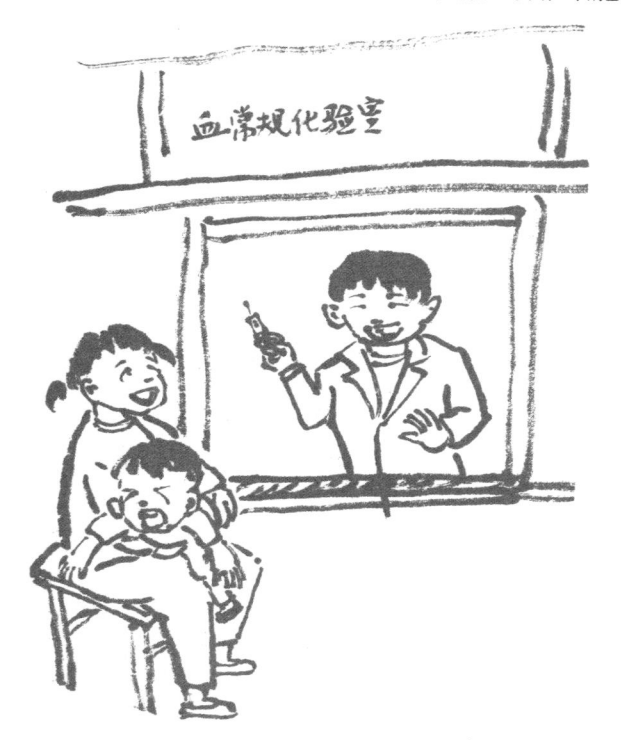

总之,仅仅凭血常规化验单,我们确实是无法判定孩子是否得了白血病的,家长们不要再给医生出这样的难题啦!

第五节　孩子贫血有哪些病因

乐乐妈妈发现5岁的乐乐最近脸色有点白,她以为是营养性贫血,没当回事,自己到药店买了补血的药物给乐乐服用。2周过去了,乐乐的脸色越来越白,还出现了发热,乐乐妈妈赶紧带她到医院小儿血液科就诊。医生经过仔细检查后,发现乐乐除了脸色白,腿上还有几个小出血点,给乐乐查了血常规,发现白细胞、血红蛋白、血小板这几个指标全部低于正常值。医生很肯定地告诉乐乐妈妈:"乐乐很可能不是营养性贫血,需要住院进一步做骨穿等检查来明确具体病因。"

乐乐住院后经过详细的检查,确诊为急性再生障碍性贫血。乐乐的妈妈不明白这一疾病是怎么回事:"它不也是贫血吗? 与营养性贫血有什么区别?"

贫血指的是红细胞或血红蛋白低于正常参考值。不同年龄的孩子,血红蛋白的低限是不同的:出生1个月内的孩子,血红蛋白低限是145 g/L;1~3个月的孩子,血红蛋白低限是90 g/L;4~6个月的孩子,血红蛋白低限是100 g/L;6个月~6岁的孩子,血红蛋白低限是110 g/L;6岁以上的孩子,血红蛋白低限是120 g/L。只要孩子的血红蛋白低于同龄儿童的正常低限,就能确定为贫血。

孩子贫血的病因有很多,大致分为以下3大类。

一、红细胞生成减少

(一)造血原料不足

这类病因最常见的代表疾病就是家长们熟悉的营养性缺铁性贫血,它好发于6个月到2岁的孩子,因为这个阶段的孩子处于快速生长发育时期,同时这部分孩子普遍存在肉类进食偏少、辅食中含铁量偏少等因素。其他还有因为缺乏维生素 B_{12}、叶酸引起的营养性巨幼红细胞性贫血。这类造血原料不足的疾病经过去除病因、补充原料等综合治疗后,都能很快好转直至痊愈。

(二)造血功能障碍

这类病因的代表疾病就是再生障碍性贫血,它的发病原因是骨髓衰竭导致产生血细胞的能力下降,影响的不仅是血红蛋白,白细胞、血小板这几个指标也都会低于正常值,因此孩子除了有脸色不好、乏力、懒动等贫血表现外,还会出现发热、出血等表现。对于这类疾病,补充造血原料的方法是无效的,得根据病因采取免疫抑制治疗或骨髓移植等方式进行治疗。

(三)恶性肿瘤

当恶性肿瘤如急性白血病、神经母细胞瘤侵犯骨髓时也会导致骨髓造血低下,引起贫血。对于这类疾病,补充造血原料的方法也是无效的,在尽早明确病因后就应该采取化疗等方式进行治疗了。

二、红细胞破坏增多

这类病因的代表疾病是溶血性贫血。如果孩子除了脸色不好,尿色变得深黄,肝脾增大,就需要考虑溶血性贫血了。家长带孩子就诊于小儿血液科时,只要医生怀疑这类疾病,进行相关的化验检查,然后确诊、治疗也并不困难。

三、红细胞丢失过多

任何出血,包括急性外伤以及慢性失血,都会导致贫血。有些孩子家长可能会觉得孩子并没有明显的出血,但是如果孩子经常有慢性腹痛、痔疮、慢性咳嗽、咯血痰、经常流鼻血等,还需警惕胃肠道、肺部、鼻子等部位的慢性失血。有些青春期女孩,如果月经量过多,也会导致贫血。去除这些失血性因素后,贫血也能得到纠正。

当认识到引起贫血的不同病因后,家长就要对孩子的贫血引起重视,及时带孩子到小儿血液科医生那里就诊,尽早明确病因后进行针对性治疗,让孩子尽快恢复健康。

第六节　贫血宝宝就医记

这一天,我的专家诊室来了一位焦虑的妈妈。她的孩子乐乐刚刚8个月,在社区预防保健站常规体检时,查血常规发现有贫血,保健医生建议她带孩子来我们医院进一步检查治疗。

乐乐妈妈似乎还不相信自己的宝宝有贫血:"医生,您看我的孩子像贫血的宝宝吗?"我经过检查发现孩子皮肤黏膜苍白,于是问乐乐妈妈:"宝宝平时是不是很安静,没有别的孩子那么活泼好动?"乐乐妈妈告诉我:"是啊,宝宝平时很乖。""那宝宝平时爱生病吗?"乐乐妈妈说:"我家宝宝从6个月后总爱往医院跑,经常感冒、腹泻,我们都奇怪,这个娃娃怎么就那么虚弱呢?"了解到这些,我告诉乐乐妈妈,她的孩子具有贫血宝宝常见的三大表现——苍白、安静、脆弱。

乐乐妈妈开始困惑了:"为什么我家宝宝会贫血呢?"我连忙安慰:"别着急,我来帮您找找病因。"

我首先问道:"您怀孕的时候有没有贫血?乐乐出生情况怎么样?"原来,乐乐妈妈在怀孕时就被查出来患有缺铁性贫血,虽然也补过一阵子铁剂,后来嫌麻烦也没有再坚持吃下去。乐乐出生的时候是个早产儿,因为个子小、体重轻,朋友们还给孩子起了个小名"拇指姑娘"。看来这些就是引起贫血的一大原因——储存铁不足。

乐乐出生后长得特别快,5个月时体重都快是出生时体重的3倍了。孩子长得快,乐乐爸妈可高兴呢!可是,这或许也是孩子成长的烦恼。生长发育快,造血活跃,对铁的需要量就增加,如果储存铁耗竭后即发生缺铁,这是引起孩子贫血的重要原因。

乐乐妈妈听完我的解释之后,稍稍松了口气,似乎没那么自责了。我继续追问:"您现在是怎么喂养宝宝的?"乐乐妈妈很自豪:"都说母乳是世界上最好的食物,我家宝贝到现在一直是纯母乳喂养。"听了她的话,我心里不由得有点犯嘀咕:这还是当今的八零后母亲吗?怎么这么缺乏科学喂养知识?我耐心地说:"这可就是你们的不对了!孩子从母体获取的铁一般只能满足出生后4个月的需要,因此从出生后4～6个月开始就应该逐步添加含铁的食物了,4～6个月给孩子加的第一种食物为富含铁的米粉,7月后可以添加肉泥、肝泥、蛋黄,这些都是为了补充铁的需要。你家孩子又是早产儿,从母体获取铁少,生长发育比足月儿更快,因此更容易发生缺铁。"铁摄入量不足,这是营养性缺铁性贫血的主要原因。由于6个月到2岁是添加辅食的关键阶段,很多新手妈妈在喂养方面不够重视,因而这个阶段宝宝的营养性缺铁性贫血发生率高。听完我说的话,乐乐的妈妈有些惭愧。

我继续询问:"您再回忆回忆,宝宝最近得过其他病吗?"乐乐妈妈告诉我,孩子前一阵子得过腹泻,持续了2周多,最近才刚刚痊愈。慢性腹泻不仅导致铁的吸收不良,而且从粪便排出的铁也增多。铁的吸收障碍,是引起贫血的一个常见原因。

这时,乐乐妈妈又想起来一件事:"前一阵子,我的母乳有点偏少,我就试着给孩子添加配方奶粉,孩子喝完后大便总带血丝。"我告诉她,因为对牛奶过敏或别的原因而导致的肠道出血,在近些年的儿科门诊中也并不少见。铁的丢失过多,也是引起宝宝贫血的一个原因。

乐乐妈妈终于不再对孩子贫血的原因那么纠结了,现在她想知道的是宝宝该如何治疗。我告诉她："治疗有四大要点：去除病因、加强护理、合理喂养、补充铁剂。"乐乐妈妈有点不好意思："您说的前两点我都好理解，可喂养方面我究竟该怎么喂？我是新手妈妈，真的没有一点经验，麻烦您给我讲一讲。"

我说："喂养方面主要根据孩子的消化能力，适当增加含铁质丰富的食物。动物性食物尤其是瘦肉、血、内脏含铁高且吸收率高，植物性食物中以大豆、黑木耳、紫菜等含铁量高，但吸收率要比动物性食物低。"乐乐妈妈问："那是不是意味着我天天给孩子吃肉、吃猪肝就行？""那也不对，在平时的饮食中，要注意饮食的合理搭配，以增加铁的吸收。另外，蔬菜、水果，这些富含维生素C的食物每天都应该适量摄入，以促进铁的吸收。动物内脏虽然富含铁，但是别的重金属含量也高，不适合每天吃，一般一周1~2次。向您传授一个补铁小招数：麻酱拌面食、红枣经常吃、木耳常露面、菌藻加汤里、肉食天天吃、肝要周周食。"乐乐妈妈觉得这个不错，有趣还好记，决定以后实践实践。

"听说铁剂副作用挺大的，是不是必须得补？"乐乐妈妈现在最关心这个问题。我告诉她，铁剂是治疗缺铁性贫血的特效药，一般选用口服铁剂，常用制剂有硫酸亚铁、琥珀酸亚铁、葡萄糖酸亚铁等。最好于两餐之间服药，既减少对胃黏膜的刺激，又利于吸收；同时，口服维生素C能促进铁的吸收。铁剂应继续用至血红蛋白达正常水平后2个月左右再停药，以补足铁的贮存量。治疗中最好测定血清铁蛋白，以避免铁过量。如口服铁剂3周仍无效，应考虑是否有诊断错误或其他影响疗效的原因。

经过我的解释,乐乐的妈妈不再焦虑,对治好宝宝的贫血有了充足的信心。3个月后,她带着乐乐来我的门诊复诊,乐乐面色红润,活泼好动,体质有了明显的改善。

乐乐妈妈是个善于总结的知识女性,她告诉我此次带宝宝就医的收获:宝宝长得快,当心会贫血;辅食及时加,重点是补铁;治疗慢性病,家长莫懈怠。

第七节　大闺女也会得缺铁性贫血吗

15岁的琳琳正在上初中3年级,最近总觉得头痛,而且抵抗力也变差了,总爱感冒,在爸爸的陪伴下,来到我们医院就诊。我们给她查了血常规,发现她存在中度贫血,而且从血常规判断,很可能是缺铁性贫血。我们给她又检查了铁代谢指标,证实了是缺铁性贫血。

琳琳的爸爸感到很奇怪:"我们家老二今年1岁,最近体检查出来是营养性缺铁性贫血,怎么这个大闺女也得这个病了?难道这个病还会遗传?还是我们家伙食太差了?可是我这个大闺女也天天在吃肉啊!"琳琳爸爸的话逗乐了我们,我们和他解释:"缺铁性贫血绝对不是遗传病,不会遗传的!"怕孩子不好意思,我们让琳琳爸爸出去回避,又单独问了琳琳:"孩子,你的例假量大吗？平时有没有腹痛的症状啊？有没有刻意靠节食去减肥？"琳琳告诉我们，她的例假量很大，最多的时候可能2小时就要换一次卫生巾；平时也经常有肚子疼，尤其吃完饭后很明显；节食减肥的事情倒是没有。

众所周知，营养性缺铁性贫血是婴幼儿的常见病，为什么青春期的孩子也会得缺铁性贫血呢？青春期的孩子，由于处于生长发育的第二个高峰期，对铁的需求量会相应增加。这时候，如果出现了以下这些原因，就会引起缺铁性贫血：①铁元素摄入不足，比如有的女孩为了身材苗条，常常刻意节食，不吃肉类等，就会出现铁元素的摄入不足；②铁元素丢失过多，青春期的女孩，容易有月经紊乱、功能性子宫出血等问题，月经量大容易导致铁的丢失增加；有的孩子有胃溃疡、消化道出血等，容易经胃肠道丢失铁元素。此外，国外的研究发现，幽门螺杆菌感染会加重机体缺铁。幽门螺杆菌感染在青春期人群中感染率很高且感染时间较长，虽然大多数感染者无自觉症状。综上情况会发现，青春期女性也是铁缺乏的易感人群，青春期的贫血如果不积极纠正治疗，将会对女性育龄期的健康和以后的怀孕、分娩产生不良影响。

对于青春期孩子的贫血，在积极补铁治疗的同时，需要从以上这些方面查明病因，针对病因积极治疗方能彻底解决问题。

我们让琳琳就诊于妇科，调理一下月经周期，又给她查了碳13尿素呼气试验判断有无幽门螺杆菌感染。我们给琳琳开了琥珀酸亚铁片口服，并叮嘱她口服铁剂的注意事项：在两餐之间口服；补铁期间，同时口服维生素C促进铁的吸收，不喝浓茶、咖啡等影响铁剂吸收的食物；补铁至血红蛋白正常后还需继续服用铁剂2个月以补足储存铁。

青春期女孩怎样预防缺铁性贫血呢？首先要养成良好的饮食习惯，不挑食、不偏食，平时饮食荤素搭配，在保持营养均衡的基础上，适当多吃一些富含铁元素的食物，如动物肝脏、动物血、瘦肉、芝麻酱、黑木耳、红枣等，特别是动物性食物中的铁，不但铁元素含量高，还很容易被机体吸收。平时要积极消除引起贫血的各种病因，如慢性腹泻、痔疮、胃病、长期鼻出血、青春期功能性子宫出血、寄生虫病等。

第八节　缺少维生素A也会引起贫血

1岁的小虎最近因为感冒在医院化验血常规的时候，发现有中度贫血，医生给小虎做了相关检查后，诊断为营养性缺铁性贫血，就给小虎开了铁剂，并叮嘱了虎妈孩子服用铁剂的注意事项，让她1个月后再带孩子来复查血常规。1个月后，小虎复查血常规，发现贫血没有改善的趋势。虎妈心急如焚地带孩子就诊于小儿血液科张主任门诊，张主任通过询问虎妈得知，小虎是个早产儿，出生后长得很快，目前已经断了母乳，但是辅食添加一直不理想，到现在也只是吃点米粉，动物性食物和蔬菜水果都吃得很少。张主任经过综合判断，认为小虎很可能存在维生素A缺乏,虽然他已经规范应用铁剂治疗了,但如果不补充维生素A,贫血也很难改善。经过检测血浆维生素A水平,小虎果真存在维生素A缺乏。经过联合补充维生素A和补铁治疗,小虎的贫血很快就纠正了。

维生素A是第一个被发现的维生素,也是一种极其重要、极易缺乏、为人体维持正常代谢和机能所必需的脂溶性维生素。维生素A的生理功能有:构成视觉细胞内的感光物质,影响上皮稳定性、完整性,促进生长发育和维护生殖功能,维持和促进免疫功能,改善铁营养状况,维持神经系统正常发育和功能等。

维生素A缺乏症是指体内维生素A缺乏引起眼睛、生长、免疫、胚胎等损害的全身性疾病。按照缺乏的程度和阶段分为亚临床状态维生素A缺乏症(包括可疑和亚临床维生素A缺乏)、临床型维生素A缺乏症。在可疑和亚临床缺乏阶段,主要表现为反复呼吸道感染、腹泻和贫血等,在重度缺乏阶段才表现为维生素A缺乏的特异表现——干眼症,夜盲或暗光中视物不清最早出现,由于表皮和黏膜上皮细胞干燥、脱屑、过度角化、泪腺分泌减少,从而发生干眼病,重者角膜软化、穿孔而失明。

维生素A缺乏症是全球范围内最普遍存在的公共卫生问题,近年来我国临床型维生素A缺乏已不多见,以可疑和亚临床型维生素A缺乏症为流行特征,西部及边远地区、农村较为严重,学龄前儿童发生率高。早产儿、双胎儿、低出生体重儿等,体内维生素A储存量不足,生长发育迅速,易发生维生素A缺乏。维生素A主要存在于动物性食物及富含β胡萝卜素的蔬菜和水果中,如果在辅食添加的过程中,这类食物摄入少,就会引起维生素A缺乏。另外,患慢性感染性疾病、各种消化系统疾病(如慢性腹泻、慢性肝炎、肠炎、先天性胆道梗阻等)、甲状腺功能低下、蛋白质营养不良等,这些疾病都可能使维生素A消耗增多或吸收不良、代谢障碍等,从而引起维生素A缺乏。

维生素A缺乏症通过病史、临床表现、血浆维生素A测定可以明确诊断。但由于可疑和亚临床维生素A缺乏症常无特异临床特征,可结合流行病学帮助诊断。凡是反复呼吸道感染、消化道感染和缺铁性贫血常规治疗效果不明显的儿童,即使实验室不能检测血浆维生素A,应考虑是否存在可疑或亚临床维生素A缺乏,给予维生素A诊断性治疗,如果取得较好效果可以证实诊断。

维生素A缺乏症的治疗,首先要调整饮食、去除病因,提供富含维生素A的动物性食物(禽类或畜类的肝脏、蛋黄、奶等)或含胡萝卜素较多的深绿色蔬菜(西兰花、菠菜、生菜等)、黄红色水果(柑、橘、芒果等),有条件时也可以采用维生素A强化的食品,如婴儿的配方奶粉和辅食等,也应重视原发病的治疗,同时在医生的指导下应用维生素A口服治疗。如有眼部症状,需要采用眼局部治疗。

维生素A缺乏的预防重在平时注意均衡饮食及营养,如果经常食用富含维生素A的动物性食物和深绿色蔬菜、黄红色水果,一般不会发生维生素A缺乏。孕妇和乳母应该多食上述食物或口服多种微量营养素,以保证新生儿和乳儿有充足的维生素A摄入。母乳喂养优于人工喂养,人工喂养婴儿应尽量选择维生素 A 强化的乳方。一般在流行地区,可采用大剂量维生素 A 预防。

需要注意的是,维生素 A 是脂溶性维生素,容易在体内蓄积,如果服用超量,会引起维生素 A 中毒。各年龄小儿、孕妇与乳母服用维生素 A 制剂时,应计算每日饮食中维生素 A 总量,不可超过"参考摄入量"。用大剂量维生素 A 防治疾病时,要在医生指导、观察下进行,不可超过最高安全量,即每日可耐受最高摄入量。儿童、孕妇及乳母每日可耐受最高摄入量 2000 μgRE。国内外都有小儿与成人过量摄入各种动物肝脏致急性或慢性维生素 A 中毒的报道,因此,食用动物肝要适量,不可每日吃,以防维生素 A 摄入过多。

维生素 AD 滴剂是目前临床上广泛应用于婴幼儿的复合制剂,用于预防和治疗维生素 A 及维生素 D 的缺乏症,如佝偻病、夜盲症及小儿手足抽搐症,并有调节免疫系统、增强抗感染能力等多种作用。最常用的维生素 AD 滴剂有 2 种类型:一种是 1 岁以内的婴儿服用的,外观为绿色;一种为 1 岁以上的幼儿服用的,外观为粉色。由于维生素 AD 滴剂药品外形似葫芦,我们分别称其为"绿葫芦""粉葫芦"。"绿葫芦"每粒含维生素 A 1500 单位、维生素 D 500 单位,"粉葫芦"每粒含维生素 A 2000 单位、维生素 D 700 单位。家长们在给孩子购买"小葫芦"时,一定要根据自家宝贝的年龄挑选,可千万别把颜色给挑错了!

第九节 孩子贫血,有时候补铁越补越严重

小东是一个10个月大的可爱宝宝,2个月前发现有轻度贫血,就诊于当地医院保健科,医生诊断为营养性缺铁性贫血,嘱咐小东家长回去给孩子多吃一些富含铁的食物,比如含铁的米粉、肉类、动物肝、动物血等,并给孩子开了点补铁口服液,嘱咐以后定期带孩子来医院复查血常规。2个月后,小东复查血常规,发现贫血并没有改善的趋势,这下小东爸爸着急了,听从了医生的建议,给孩子做了铁代谢检测,发现小东并不缺铁。

怀着焦灼的心情,小东爸爸带孩子来到了我的门诊。我询问后得知小东老家是山东的,并不是南方祖籍,与此同时,经过追问,小东爸爸向我主动"坦白"了他自己贫血好几年但一直没有正规检查的事实。我考虑到小东的血常规表现的是典型的小细胞低色素性贫血,便怀疑小东得了地中海贫血,建议给他做地中海贫血基因检测。结果出来后,小东果真患了β地中海贫血(轻型)。

小细胞低色素性贫血是指血常规化验单中平均红细胞体积、平均血红蛋白含量、平均血红蛋白浓度均低于正常值的贫血。小细胞低色素性贫血的病因有:缺铁性贫血、地中海贫血、慢性病贫血、肺含铁血黄素沉着症、铅中毒、铁粒幼细胞性贫血等。

很多妈妈都听说过营养性缺铁性贫血,它是婴幼儿阶段的常见疾病,因此当宝宝们贫血的时候,宝妈们就想当然地认为自己的孩子就是营养性缺铁性贫血,会给孩子补铁治疗。地中海贫血又称珠蛋白生成障碍性贫血,是一种常染色体隐性遗传病,是由于遗传的基因缺陷致使血红蛋白中一种或以上珠蛋白链合成缺如或不足导致的一种慢性溶血性贫血,虽然发病率明显低于营养性缺铁性贫血,但这种类型的贫血和营养性缺铁性贫血一样,从血常规单子上看都是红细胞比较少,因此仅从血常规单子上很难区分二者。

地中海贫血的发病具有明显的地域性,如果宝宝的父母或者祖辈来自云南、海南、广东、广西、四川、贵州、福建等南方地区,孩子又出现了小细胞性贫血,就要考虑有患地中海贫血的风险。之所以叫它地中海贫血,是因为该病主要分布在地中海沿岸国家,东南亚国家和上面提到的国内几个省份发病率也很高。如果医生结合孩子的出生地区、家族史、血常规结果等,怀疑孩子是地中海贫血,可以做血红蛋白电泳或者基因分析来进一步确定诊断。根据珠蛋白肽链缺乏种类的不同,将其分为不同类型的地中海贫血,α 和 β 地中海贫血是临床上最常见的两种类型。

在治疗原则上,营养性缺铁性贫血和地中海贫血也有很大的不同。前者是身体缺乏造血的原料之一——铁,而后者是由于身体不能利用铁制造出合格的血红蛋白和正常的红细胞。因此,前者的治疗方式就是食用富含铁的食物加以铁剂口服,补充铁元素就行;而后者补铁治疗不仅无效,补铁后还会加重机体的铁负荷,过多摄入的铁反而会以含铁血黄素的形式在各个器官沉积并难以排出,从而影响器官功能。

无症状或轻度的地中海贫血无需治疗,重型β地中海贫血的主要治疗方法是规范性终身输血和祛铁治疗,输血治疗的目的在于使患者的血红蛋白浓度接近于正常水平。研究表明,维持血红蛋白浓度在一定范围内才能基本保持正常的生长发育,容许正常的日常活动,抑制骨髓及髓外造血,并将铁负荷控制在最低限度,减少心脏并发症,避免出现地中海贫血面容。造血干细胞移植是目前临床根治此病的唯一途径,基因治疗也展现出良好的应用前景。

预防地中海贫血需要对高发地区民众进行宣传教育,做好产期咨询及产前诊断工作。小东的地中海贫血基因结果出来后,我考虑到小东是第一胎,建议他父母都做一下地中海贫血β基因检测,以便为将来再生育孩子做好遗传咨询准备。

这个病例也给了广大基层儿科医生如下启示:①营养性缺铁性贫血好发于6个月~2岁的婴幼儿,在首诊时,如果有条件,尽量完善铁代谢检测,为补铁治疗提供依据,也避免误诊;②对于营养性缺铁性贫血,一般应用铁剂治疗4周后血红蛋白应上升20 g/L以上,对于应用铁剂治疗不佳的孩子,需要及时重新评估病因;③对于发病年龄小的贫血患儿,要注意遗传性溶血性贫血可能,一定要注意询问家族史,必要时检查父母血常规和血涂片;④虽然南方地区是地中海贫血的好发地区,也不能仅仅凭孩子的出生地或祖籍来完全否认存在地中海贫血的可能,在临床实践中,要全面考虑一切有可能的情况。

第十节　小病毒引发大疾病

月月是个活泼可爱的6岁女孩,身体一向健康。但是不久前月月妈妈发现月月脸色比较白,还总不爱动。月月妈妈凭着自己的医学常识,感觉孩子像是贫血了。她匆匆忙忙带着孩子来到儿科就诊,经过血常规检查,发现月月确实存在重度贫血。"好好的孩子,怎么会出现这么严重的贫血?"月月妈妈慌了神,眼泪不住地往下流。

一提到儿童血液病,很多家长都会不由自主地想到白血病。白血病俗称"血癌",是让每一位初次来儿童血液病门诊就诊的家长胆战心惊的原因。

主任亲切地安慰月月妈妈,告诉她能引起孩子贫血的疾病种类很多。一般来说,如果是2岁以下的婴幼儿,又存在辅食添加不当的病史时,比较常见的是营养性贫血,但对于月月这么大的孩子来说,如果没有偏食、挑食,贫血很可能是别的原因引起的,这时候依靠门诊的一些抽血化验检查可能发现不了真相。主任建议月月住院进行全面检查。

在多年的工作中,主任在儿童血液病的诊治方面积累了相当丰富的临床经验,在充分了解月月的病史并仔细查体后,认为孩子现在暂时没有发现导致贫血的明显线索,电话叮嘱在住院部工作的医生给月月做检查时要尽量全面,除了尽快行骨髓穿刺检查以明确是否存在儿童血液系统疾病,比如急性白血病、再生障碍性贫血、骨髓增生异常综合征等,还千万别忽视一些非造血系统的良性疾病,比如病毒感染。

在经过包括骨髓穿刺在内的各项严密检查后,月月的血液检测发现人类细小病毒B_{19}(以下简称B_{19})IgM抗体阳性,而别的化验检查没有发现异常,我们初步确诊她就是细小病毒B_{19}感染。

B_{19}是一种小DNA病毒,是DNA病毒中体积最小、结构简单的一种病毒。B_{19}主要通过呼吸道传播,也可通过血液和血制品传播。幼儿常常会感染B_{19},感染该病毒之后,有些小孩的脸颊粉粉嫩嫩的,看起来像苹果一样,这是医学上所谓的"传染性红斑"。B_{19}在成人和大龄儿童会引起关节痛和关节炎。有免疫缺陷的孩子,容易发生慢性B_{19}感染,主要表现为慢性贫血。

因为没有特异性抗病毒药物治疗B_{19}感染,医生根据月月目前存在严重贫血的情况,给她输入了一些红细胞,并叮嘱家长带孩子定期随访观察。经过一些日子的随访观察后,月月的血常规逐步恢复了正常,心一直悬着的月月妈妈终于喜笑颜开了。

第十一节　自身免疫性溶血性贫血

9岁的媛媛1周前出现发热,伴咳嗽、流涕,在当地医院就诊,诊断为急性上呼吸道感染,给予输注先锋霉素治疗。2 d后媛媛不再发热了,咳嗽也好转,但出现了全身无力、食欲减退伴有恶心、面部及眼睛发黄、尿色深黄色等症状,再次就诊于当地医院,查血常规和生化后发现有重度贫血和胆红素高,当地医院建议转到上级医院进一步诊治。媛媛来到北京后,医生做了相关检查,确诊媛媛得了自身免疫性溶血性贫血。

溶血性贫血是由于红细胞破坏增多、增快,超过造血代偿能力所发生的贫血,孩子除了有贫血表现外,还有明显的黄疸表现——皮肤、黏膜发黄,尿色深黄,做检查会发现有肝脾肿大等表现。抗人球蛋白试验(Coombs试验)是确诊自身免疫性溶血性贫血的重要试验方法。若Coombs试验阳性,可确诊为自身免疫性溶血性贫血;若阴性,还需考虑其他类型的溶血性贫血,比如遗传性球形红细胞增多症、葡萄糖-6-磷酸脱氢酶缺乏症、地中海贫血等,它们分别是由于红细胞膜缺陷、红细胞酶缺陷、珠蛋白生成异常等引起的疾病,都有各自相应的检查确诊方法。

自身免疫性溶血性贫血分为原发性和继发性,继发性者常继发于感染、结缔组织病(如系统性红斑狼疮)、血液系统肿瘤(如淋巴瘤)等,且这些继发病因有时也可以自身免疫性溶血贫血为首发表现,易误诊,故需要长期追踪随访和进行必要的实验室检查以辅助诊断。

糖皮质激素是治疗自身免疫性溶血性贫血的首选有效药物,急性严重溶血时也可加用免疫球蛋白输注提高疗效。对于继发性自身免疫性溶血性贫血,最重要的治疗是根治原发病,只有当原发病得到控制时，溶血才有可能得到缓解。

媛媛经过应用糖皮质激素后，病情很快就得到了好转，1周后她就出院了。

第十二节　由蚕豆诱发的"血案"

5岁的强强最近突然出现发热、面色苍白，小便颜色发深，像酱油一样。儿科门诊医生把强强收进了小儿血液病房，经过一系列检查，强强确诊得了溶血性贫血。为什么会发生溶血呢？管床的张医生百思不得其解，就请主任和她一起查房。主任仔细翻看了孩子的病历，并给孩子查了体，笑眯眯地询问孩子的妈妈："最近有没有给孩子吃蚕豆啊？""主任，最近还真给孩子吃过炸的蚕豆，"强强妈妈边说边掏起手机，翻看之前的照片，"您看，我上次还拍了照呢。"听完主任和孩子妈妈的对话，张医生恍然大悟："我怎么问病史时忽略了这一点呢？这孩子得的不就是蚕豆病吗？"

发生蚕豆病的原因是患者缺乏红细胞葡萄糖-6-磷酸脱氢酶，根本原因是G6PD基因突变。因此，蚕豆病的学名叫G6PD缺乏症。蚕豆病是一种遗传性溶血性疾病，好发于9岁以下小儿，其中以男孩多见，患儿的父母常有蚕豆病病史，在我国多见于长江流域及其以南地区，好发季节是蚕豆成熟的季节。患者

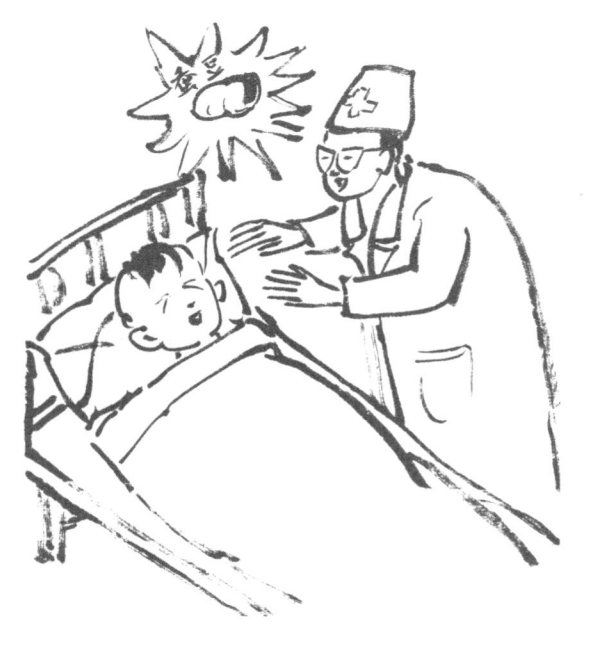

一般不发病，也无任何症状，只有当进食蚕豆或蚕豆制品，或服用具有氧化作用的药物（包括对乙酰氨基酚、阿司匹林、氯苯那敏、硝基呋喃类、磺胺类药物、抗疟药等）后才发病，发病表现主要是急性血管内溶血相关症状，包括头晕、恶心、黄疸、尿色加深等。

蚕豆病具有自限性，一般停止服用蚕豆及氧化性药物后，轻症病例约1周左右症状可逐渐改善而自愈，重症病例有全身衰竭表现，需积极治疗度过危险期。在急性期，一般采用水化碱化治疗减少肾脏的损伤，应用糖皮质激素减轻溶血反应，对于贫血严重的患者给予输血治疗。

经过以上治疗，1周后强强就康复出院了。细心的张医生特地叮嘱强强妈妈："今后孩子需避免服用蚕豆、蚕豆制品、具有氧化作用的药物等,加强对各种感染的预防。注意观察孩子的皮肤颜色及小便颜色,一旦异常,随时来医院就诊。"

第十三节　小朋友腿上出现很多小出血点是什么情况

3岁半的甜甜最近双小腿上出现了很多针尖大小的出血点,甜甜的妈妈赶紧带她来到小儿血液科就诊,接诊她们的医生询问:"孩子最近两三周有没有得过感冒?这次生病还有哪里不舒服?"据甜甜的妈妈回忆,2周前孩子确实感冒过,但这次发病孩子除了腿上有出血点,没有别的表现。医生给甜甜仔细查体后发现,除了孩子腿上的出血点,没有别的异常。她让甜甜做了血常规检查,结果显示血小板是$6×10^9$/L(正常参考范围是$100 \sim 300×10^9$/L),白细胞和红细胞都是正常的。医生告诉甜甜的妈妈,甜甜很可能得的是一种儿童最常见的出血性疾病——免疫性血小板减少症。对于这个陌生的疾病,甜甜的妈妈感到十分焦虑与不安,心里也有好多问题想问一下医生。

一、免疫性血小板减少症是一种什么疾病

这是一种小儿最常见的出血性疾病,可见于小儿各年龄时

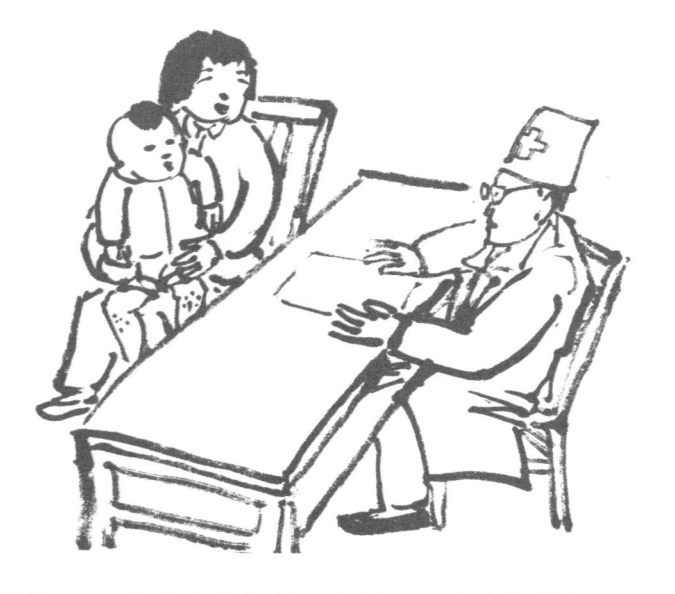

期，又以3～6岁为高发年龄。主要由于自身抗体与血小板结合，引起血小板的破坏增多。发病前1～3周孩子常有过上呼吸道感染（俗称"感冒"）或接种过疫苗。主要表现为皮肤、黏膜自发性出血，孩子的四肢常有针尖大小的皮肤出血点，有时表现为皮肤瘀斑，常伴有鼻出血或齿龈出血。血常规主要表现为血小板计数降低，白细胞和血红蛋白一般正常。如果失血较多，可有贫血。

二、该病一定要做骨髓穿刺确诊吗

根据孩子的病史，免疫性血小板减少症可能性大，做骨髓穿刺并非必要，但做的目的主要是除外其他血液病，如白血病、再生障碍性贫血等。如果在血小板计数明显低下，例如小于

$10×10^9$/L,同时临床表现又极其符合该病诊断时,为了保证患儿安全,医生会采取诊断性治疗的方式先给予相应的药物,观察孩子的治疗反应,而后决定是否做骨髓穿刺进一步确诊。

（一）骨髓穿刺有危险吗

骨髓穿刺是儿科医生的一个常规操作,医生严格按照无菌原则和标准化操作流程来进行,一般没有太大危险。穿刺过程中大多无明显痛苦,孩子主要会在抽吸骨髓时有一过性的刺痛,也可能会出现以下一些少见的并发症。

1. 穿刺部位局部出血、血肿。

2. 局部感染或败血症　局部穿刺点发生红、肿、热、痛,或全身感染如发热、寒战等。

3. 局部麻醉药过敏,药物毒性反应。

4. 穿刺操作失败　届时可能需要再次穿刺。

（二）骨髓穿刺前后有哪些注意事项

1. 骨髓穿刺前不需要空腹,可以正常进食。

2. 骨髓穿刺的针眼处包敷后需要稍加用力压迫数分钟。

3. 骨髓穿刺部位 1～2 d 内不要浸水。

三、后续的治疗怎么做

医生会根据孩子的血小板数值和出血风险性来选择进一步治疗计划。血小板如果在 $20×10^9$/L 以上,又没有出血表现,则可以观察随诊,不予药物治疗。当血小板在 $20×10^9$/L 以下时,有内脏出血的危险性,因此需要积极治疗。该病的首选治疗药物是肾上腺糖皮质激素如醋酸泼尼松等和丙种球蛋白。

四、这种疾病能治愈吗

该病是一种良性自限性疾病,但病情容易反复,尤其是在感冒后血小板数常会下降。即便如此,大部分孩子在1年内血小板计数可完全恢复正常。

五、孩子生病后需注意哪些事情

平时需特别注意预防感冒、避免外伤,教导孩子不要抠挖鼻子等。因预防接种会诱发该病反复,故近期不主张预防接种。避免应用血小板功能的药物,如阿司匹林等药物。

第十四节 孩子鼻出血莫惊慌

晚上,我收到一个朋友的信息:"这个季节孩子突然流鼻血正常不?是因为天气干燥吗?头一次看到豆豆流鼻血,我有点紧张。"

确实,很多家长一见到孩子流鼻血就慌了手脚,而且不由自主地把它和血液病联系在一起。下面,我就向大家介绍一些关于孩子鼻出血的知识。

一、病因

鼻出血在孩子的成长过程中并不少见,以春夏季节多发。鼻出血分为局部原因和全身原因,局部原因主要是外伤、抠鼻、鼻腔黏膜干燥、鼻和鼻窦的急慢性炎症、鼻腔内异物等,全身原因主要是循环系统疾病、血液病、急性传染病、维生素及微量元素缺乏等。有研究发现,有偏食习惯,蔬菜水果类食物摄入量少的儿童更容易鼻出血,也常见到原因并不十分明确的鼻出血。流鼻血经常发生于4~5岁的孩子,有的直到上小学2年级还常常出血。

二、就诊

经常流鼻血的孩子,应该首先就诊于耳鼻喉科,进行局部检查和治疗。由于血液病如免疫性血小板减少症、白血病等也可以表现为鼻出血,所以对反复发生的鼻出血,或者在鼻出血的同时,有发热、皮肤出血点、面色苍白、骨痛等表现,应该及时做血常规检查,以除外血液病。

三、处理

孩子流鼻血后,家长应该立即拿大拇指稍用力压住鼻子出血侧的鼻翼处,也可以拿干净的棉球将出血侧的鼻腔塞结实。孩子不要躺下,应该坐起,拿凉毛巾或冰袋敷一敷额头、鼻根处。家长应教导孩子不要惊慌、不要大哭大喊,因为情绪激动会加重出血。如果这些方法还不奏效,应该及时就诊于耳鼻喉科。

四、预防

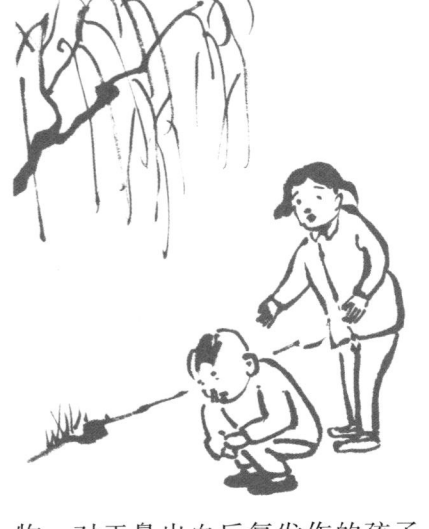

对于经常流鼻血的孩子,在春夏干燥的季节里,家长们可以拿薄荷油给孩子滴鼻以防止鼻黏膜干燥,帮助孩子养成良好的饮食习惯,均衡摄入蔬菜水果,以防止维生素和微量元素缺乏,看管和教育孩子不抠鼻子、不往鼻腔内填塞异物。对于鼻出血反复发作的孩子,为了预防贫血,家长们可以给孩子适当补充动物肉类、肝脏、紫菜等富含铁的食物。

第十五节　陪伴一生的"怪朋友"——血友病

1岁半的童童刚学会走路不久,妈妈就发现他的膝盖上有个大血肿,带他去医院检查,医生说血小板低或凝血功能异常是导致出血的两大常见原因,因为孩子膝关节有出血表现,需要查一下血常规和凝血分析。很快结果出来了,童童的血常规是正常的,但是凝血分析有一项明显异常。医生又让化验室给童童加做了凝血因子活性的测定,结果发现童童的凝血因子Ⅷ活性很低,因此给童童确诊为血友病A。童童的妈妈一下子就崩溃了:"孩子怎么得了和他舅舅一样的病啊?"

血友病是一种遗传性凝血功能异常的出血性疾病,人群中发病率大约1/10000,属于罕见病。血友病主要发生在男性患者中,但是女性可以作为基因突变的携带者,自己不发病,却把致病的突变基因传给儿子,导致他们发病。因此在有家族史的一部分患者中,一个大家族中会有多名男性患有血友病,但也有一些患者并无家族史。

血友病常见于男性幼童,自幼出现自发和轻微外伤出血不止,出血部位多在关节腔、深部肌肉、软组织、皮下,引起相应的疼痛症状。反复出血的大龄儿童可见关节畸形。血友病按体内缺乏凝血因子的类型分为血友病A、血友病B,这两种疾病分别由于凝血因子Ⅷ、凝血因子Ⅸ缺乏引起。血友病的治疗方法是替代治疗,即从确诊疾病开始就输注补充缺乏的凝血因子,让凝血因子水平稳定在一个相对不容易自发性出血的水平,积极预防出血。

血友病患者强调"三分治七分养",积极地预防各种意外导致的外伤,能减少输注凝血因子的用量和频率,也给家庭节省了很多医疗支出。平时要注意勿磕碰、勿剧烈活动,婴幼儿要积极防止坠床,一旦有外伤随时就诊,勿用阿司匹林类药物,尽量减少肌内注射等有创性的治疗,若要进行外科手术,应在术前输注相应的凝血因子以达到有效止血水平。在孩子6~7岁换牙期,一旦发现孩子有松动的牙齿,家长也需要提前给孩子预防性地输注凝血因子。

得了血友病并不意味着孩子就像玻璃一样脆弱，适度的运动可以让孩子的体格更健康，肌肉更发达。世界血友病联盟推荐的最适合患者的运动是游泳和骑自行车，这两种都是关节不负重的运动，对患者非常安全。

遗憾的是，血友病目前尚无法根治。一旦宝宝确诊为这个疾病，这个"怪朋友"就要陪伴他一生。但只要接受标准规范化治疗，就可以和这个"怪朋友"和平共处，正常生活。随着越来越多的新的基因治疗技术正在被研究，相信在不久的将来，科学家们一定能够攻克这一医学难题！

第十六节　维生素缺乏也能引起出血

一、维生素K缺乏症

2个月大的星星出生后一直是母乳喂养，1周前出现了拉肚子。看孩子精神好，星星妈妈也没带他去医院看病。这一天，星星突然出现了尖叫、喷射性呕吐，妈妈急忙带他来到医院。接诊的儿科齐医生检查了星星的身体，一脸严肃地告诉星星妈妈："孩子可能是脑出血了！"齐医生给孩子镇静以后，就赶紧安排星星去做了头颅CT检查，并且给星星查了血常规和凝血功能,很快结果都出来了,血常规是正常的,凝血功能存在明显异常,头颅CT也显示有颅内出血。惊慌的星星妈妈一脸困惑地问齐医生:"好好的孩子,怎么会突然发生脑出血了?"齐医生在积极给孩子静脉注射维生素K及降颅压等治疗后,又紧急安排了住院事项,这才有时间向孩子妈妈解释:"孩子得的是维生素K缺乏症。"

维生素K又叫凝血维生素,属于维生素的一种,其最早于1929年由丹麦化学家达姆从动物肝和麻子油中发现并提取。人类维生素K的来源有两方面:一方面从肠道细菌合成(占50%～60%),维生素K在回肠内吸收,细菌必须在回肠内合成,才能为人体所利用;另一方面从食物中来(占40%～50%),绿叶蔬菜含量高,其次是奶及肉类,水果及谷类含量低。维生素K是体内4种凝血因子合成的必需物质,人体若缺少维生素K,凝血时间会延长,发生各种自发性出血表现,如皮肤瘀点或瘀斑、呕血、便血、颅内出血等。

维生素K缺乏症是由于缺乏维生素K引起的凝血障碍性疾病,发生于新生儿期称为新生儿出血症,发生于婴儿期常称为晚发性维生素K缺乏症。为什么维生素K缺乏症好发于新生儿期或婴儿期呢?这是因为从母体经过胎盘转运至新生儿的维生素K量少,新生儿出生时体内维生素K储存量低,体内肠道的无菌状态又阻碍了维生素K的利用,母乳中维生素K含量低(只有牛奶的1/4),新生儿吸乳量少以及婴儿未成熟的肝脏还不能合成正常数量的凝血因子等,使新生儿、小婴儿,尤其是生后纯母乳喂养的孩子,存在维生素K缺乏的风险。

由于医学研究的进步，现在每个宝宝生下来都要肌内注射一针维生素K，就是为了预防日后发生维生素K缺乏症，目前新生儿出血症的发病率已经明显降低了。但母乳喂养的婴儿，即使出生时补充过维生素K，当孩子发生了慢性腹泻或者使用了一段时间抗生素，会造成肠内细菌数量减少或功能降低，维生素K便会相对不足，就会发生维生素K缺乏。因此对于出现了以上情况的孩子，家长应该及时带孩子就医，在医生的指导下给予预防性维生素K补充治疗，防止发生出血事件。

二、维生素C缺乏症（坏血病）

维生素C缺乏症也称为坏血病，所以维生素C称为抗坏血酸。坏血病是由于长期缺乏维生素C所引起的以牙龈、皮肤甚至全身广泛性出血为特征的全身性疾病。在新鲜蔬菜和水果中，维生素C的含量较多，但是经过储存、加热后很容易被破坏。20世纪以前，维生素C未被人们认识，所以在航海人员中经常发生维生素C缺乏症，主要原因就是他们的食物中缺少新鲜的蔬菜、水果。

目前，坏血病常见于老年人，在儿童中已少见，但在缺少新鲜蔬菜、水果的北方牧区或对人工喂养儿忽视辅食补充的地区，特别是有些偏远山区农村仍存在因喂养不当而使儿童发病的情况，多见于6个月～2岁的婴幼儿。

婴幼儿由于生长发育快，维生素C的需要量也会增加，如果乳母膳食长期缺乏维生素C，或以牛乳、单纯谷类食物长期人工喂养而未添加富含维生素C的辅食，则宝宝易患本病。另外，在患急慢性疾病时,如腹泻、痢疾、肺炎、肺结核等,体内需要很多维生素C,所以一旦供应不足,不能满足身体的需要,人体就会出现维生素C缺乏。

了解了维生素C缺乏的病因后,家长们在今后的育儿过程中积极做好预防就可以了。孕妇和乳母的饮食应包括含维生素C丰富的食物,如新鲜蔬菜和水果等,以保证胎儿和乳儿获得足够的抗坏血酸。母乳维生素C含量高,婴儿出生后提倡母乳喂养,出生后6个月开始添加辅食,可以逐步尝试添加米粉、蔬菜泥、水果泥,到7~9个月时可以逐步从泥状食物过渡到进食碎末状的蔬菜和水果。

第十七节　出血竟因灭鼠药中毒

这一天,我的门诊来了一个从外地进京的15岁女孩珊珊,因为血尿3 d就诊。给孩子查体,发现她口腔内都是大血泡,实验室检查显示血常规和肝功能结果正常,凝血功能却存在明显异常。对于这张凝血化验单,我有点想不明白:孩子从出生到此次发病前从来没有过出血表现,不是血友病等先天性出血性疾病,也不是肝功能异常引起的凝血异常,那还会是什么疾病?我赶紧请教了张主任,张主任来到珊珊父母身边,询问孩子最近都吃过什么食物或服用过什么药物。珊珊妈妈仔细回想了一下,告诉我们,珊珊之前身体一直很健康,没有服用药物,随后把这几天吃的食物都一一告诉了主任,还特别提到了孩子两天前和同学在路边小摊上买过烤肉吃。听完了"烤肉"这个情报,张主任眉头紧锁,立即叮嘱我:"可能是急性中毒,赶紧给孩子抽血做毒物检测,现在抓紧给孩子配血浆输注,用上维生素 K_1。"当晚,我们收到了毒物检测报告,孩子是溴鼠灵中毒。经过我们积极治疗后,珊珊的血尿症状很快消失,不久就痊愈出院了。

灭鼠剂的众多类型中,抗凝血化合物是最常用的剂型。溴鼠灵(成分为"大隆")属于第二代抗凝血杀鼠剂,为长效抗凝剂,亦称为"超级华法林",同类型的还有溴敌隆、氯敌隆。溴鼠灵可抑制凝血酶原形成,提高毛细血管通透性和脆性,使鼠出血致死。几年前,小儿血液科门诊偶尔能见到几个溴鼠灵中毒的案例,可能与一些不法商贩用毒死的老鼠冒充牛羊肉出售有关,经过公安部门的严肃整顿,近些年这种现象几乎是绝迹了。但是,从卫生和健康的角度出发,也建议家长不要让孩子吃路边的烤肉、烤串。在农村地区,由于地广人稀,老鼠出没频繁,灭鼠剂应用较普遍,如果家长在照顾婴幼儿或幼童时稍有疏忽,偶尔也会发生孩子误食老鼠药后中毒的事件。

这个病例也提醒基层儿科医生和全科医生,当临床上遇到患儿突然出现的急性出血症状,在排除其他常见疾病和病因时,如免疫性血小板减少、肝功能异常、严重感染、先天性凝血因子减少、口服抗凝药等,还要考虑急性中毒,尤其是抗凝血灭鼠剂中毒的可能性,可抽血行灭鼠剂成分检测。维生素 K_1 为灭鼠剂中毒的有效解毒药,若出血症状较为严重,可输注血浆或凝血酶原复合物,纠正凝血功能障碍。出院后可予维生素K_1继续治疗,每周检查凝血功能,根据灭鼠剂半衰期的不同,维生素K_1疗程约1～8个月,过早停药可能会引起反复出血。

第十八节　孩子骨痛多看几个科室

这一天,我习惯性地打开好大夫在线个人网站,接到这样一封感谢信:"吴大夫您好!去年11月是我一生中最煎熬的日子,孩子肘关节疼痛,血常规大致正常,我们当地医院怀疑是关节风湿病,我在网上咨询您后,建议骨穿,没想到灭顶之灾降临到我家,孩子确诊急性淋巴细胞白血病。我们一刻也不敢耽误,马上来到你们医院治疗,好多次上门诊挂您的号,您都那么的和蔼,总为我们患者着想,我们心里真的好感谢您。孩子现在已经治疗半年了,按标危方案化疗,治疗过程也还顺利。我深信孩子会痊愈的,除了感谢还是感谢!"

在临床工作中,常有一些白血病的孩子最初因为骨痛而被误诊为"风湿""类风湿""骨肿瘤"等疾病,也有很多家长把孩子的骨痛当作生长痛而延误就诊。生长痛大多是因儿童活动量相对较大、长骨生长较快、与局部肌肉和筋腱的生长发育不协调等而导致的生理性疼痛。儿童恶性肿瘤的发生率以白血病居于首位,白血病之所以会引起骨痛,是因为白血病造成骨髓膨胀,使骨膜受到拉伸而引起骨骼疼痛,尤其是膝盖的下方最为明显。那么孩子出现哪些骨痛症状需引起家长的高度重视呢?

一、伴随症状

如果除了骨痛,孩子还有不明原因的发热、出血(鼻出血、齿龈出血、身上有出血点)、脸色不好、倦怠、食欲变差、不爱活动等表现,家长需注意,这些症状不能单纯用生长痛来解释。

二、查体表现

如果孩子表现为面色发白,身上有出血点,或者查体时发现有肝脏、脾脏、淋巴结肿大,身上某处有包块,胸骨(颈部向下一块骨头处)有压痛,一定要小心血液病。

三、化验检查

如果孩子有骨痛,一定要带孩子查个血常规和血涂片。如果血常规、血涂片有任何异常,一定要高度警惕血液病。但是,也不能因为血常规完全正常就除外白血病,在患白血病的孩子中,也有少部分的血常规完全正常。

就诊小提示:如果孩子有骨痛,那么家长不应该只带孩子去骨科就诊,还应该带孩子到小儿风湿免疫科、小儿血液科就诊。由于专科的特殊性,儿科大夫对小儿常见病肯定比骨科大夫更熟悉。

第十九节　孩子淋巴结肿大会是白血病吗

5岁乐乐的妈妈最近有一些烦恼,因为她无意间摸到乐乐的一侧脖子上有好多小疙瘩,听一位热心妈妈介绍,那是肿大的淋巴结。对医学一知半解的乐乐妈妈非常焦虑:孩子能摸到这么多肿大的淋巴结,不会是白血病吧?

淋巴结是人体正常的免疫器官之一,正常淋巴结多在0.2~0.5 cm,常呈组群分布,正常淋巴结是光滑、活动、柔软的,触摸无痛感。淋巴系统的发育在出生后特别迅速,这是因为婴幼儿时期机体对疾病的抵抗力弱,需要淋巴系统来进行保护,以后随着其他各系统的逐渐成熟和对疾病的抵抗力增强,淋巴系统逐渐退缩。在正常婴儿颈部若触到1~2个直径不超过3 mm,分散、活动、质地较韧的淋巴结,应视为正常。12岁以下小儿颈部的淋巴结直径小于1 cm,孤立存在,可移动、光滑、无触痛,也属于正常。但是正常成人在生理情况下确实是不太容易摸到淋巴结的。

肿大的淋巴结按出现的部位分为局部淋巴结肿大和全身淋巴结肿大。

局部淋巴结肿大多与近期局部感染、炎症等有关系,例如,孩子感冒后会在颌下或耳朵后面摸到肿大淋巴结,得了中耳炎后会在耳后、颈后部摸到肿大淋巴结等。这些淋巴结肿大，会随着原发疾病的痊愈慢慢变小直至摸不着的，不需特殊处理。如果肿大的淋巴结处皮肤发红发热、有触痛等表现，要考虑是否急性化脓性淋巴结炎，需要积极抗感染治疗，及时规范的全身抗感染治疗大多有效。

引起全身淋巴结肿大的病因如下：在婴幼儿阶段常见的有川崎病，见本书第二章第七节；在10岁以上的大孩子中常可见到的疾病有传染性单核细胞增多症，这是一种EB病毒感染引起的疾病，以发热、咽炎、淋巴结肿大、肝脾大等为主要表现，其中淋巴结肿大是本病的特征之一，全身浅表淋巴结均可累及，以颈部淋巴结肿大最常见，本书第二章第五节对该病有详细描述；此外还有一种疾病叫作淋巴结结核，该病除了淋巴结肿大以外，还常伴有低热、乏力、消瘦等表现，由于卡介苗的普遍接种，目前淋巴结结核并不多见；还有一种少见的好发于大男孩的免疫性疾病——亚急性坏死性淋巴结炎，以发热、白细胞降低、淋巴结肿大等为临床特点，大部分患者有颈部及腋下淋巴结肿大，持续发热或发热达高峰时淋巴结肿大，热退时淋巴结缩小，这种疾病应用抗生素治疗无效，确诊要做淋巴结活检，治疗上采用糖皮质激素治疗加对症治疗。

除了以上良性疾病，全身多处淋巴结肿大需要警惕的恶性疾病有：淋巴瘤，可以以不明原因淋巴结进行性无痛性肿大为首发表现，有时可伴有发热、乏力、消瘦等表现，需要靠淋巴结活检来明确病因；急性白血病，一般除了淋巴结肿大，还有一些其他伴随症状，如发热、头晕、骨痛、鼻出血、皮疹等。孩子如出现以上这些情况,家长们就要小心孩子是否患有恶性疾病,这时应该带孩子就诊于小儿血液科医生处,请他们评估一下孩子的情况,以确定是否需要做进一步检查,如包块淋巴结活检、骨髓穿刺等来协助明确病因。

第二十节　可以战胜的癌症——儿童白血病

去年的春天,5岁的晓晓总嚷嚷说腿疼,晓晓的妈妈一开始以为是生长痛,没有在意,但后来晓晓总发低烧,而且双脚还出现了好多出血点。这可吓坏了晓晓的妈妈,她赶紧带孩子去社区医院检查,大夫化验了血常规后沉重地告诉她:"孩子的血常规各项指标都非常不正常,很可能得白血病了。""白血病?"晓晓的妈妈听到这个名词,简直不敢相信自己的耳朵,"不可能吧?!"她听说过白血病就是血癌,那是一种非常可怕的疾病。

在社区医院医生的介绍下,晓晓的爸爸妈妈立即带晓晓来到儿科门诊,接诊的是小儿血液病专家张主任。在给晓晓做了骨髓穿刺检查后,张主任告诉晓晓的父母,晓晓确实得了白血病,具体说是急性淋巴细胞白血病。年轻的父母一时间如五雷轰顶,他们流着泪反复问张主任:"我们的宝贝儿子怎么会得白血病呢? 白血病能治吗?"张主任耐心地安慰他们,并向他们介绍了白血病的相关知识和小儿白血病的治疗情况。

一、为什么宝宝会得白血病

白血病发病原因至今尚不明确,较多的证据认为与某些病毒感染有关,或与过量接触放射性物质和某些化学物质如苯等有关,有些患病的宝宝家族里其他人有血液病或肿瘤病病史。但外因总是通过内因起作用的,所以患儿自身的免疫功能低下是发病的主要条件,增强体质可以减少致癌因素的侵袭。

二、怎样确定宝宝得了白血病

白血病的早期表现不一,多数表现为不规则高热和低热,开始常当作一般感冒治疗。治疗后孩子病情无好转,同时有面色苍白逐日加重,虚弱、多汗、乏力且消瘦,仔细观察皮肤可见出血点或出血斑,还有鼻出血、牙龈出血等出血倾向。也有少数孩子首先表现为骨骼关节疼痛,有的表现为齿龈肿胀,口腔溃疡,皮肤有皮疹或结节、肿块。还有的孩子表现为颈部、腋窝、腹股沟淋巴结无痛性进行性增大。当出现上述某种症状时,家长一定要提高警惕,立即带孩子去医院检查。医生会给孩子化验血常规及做其他相关检查,但确诊白血病,还需依靠骨髓穿刺检查。很多家长担心骨髓穿刺会对孩子造成极大的伤害,其实它是创伤性非常小且安全的一个操作。

三、宝宝得了白血病还有救吗

近年来,白血病的治疗取得了可喜成效,尤其是儿童白血病的疗效明显好于成人,已不再被认为是"不治之症"。儿童白血病90%以上是急性的,急性白血病中70%～80%是淋巴细胞白血病,虽然来势很凶、进展很快,但如果得到及时有效的治疗,疗效还是很不错的。目前,美国等欧美发达国家儿童急性淋巴细胞白血病的治愈率已达90%以上,我国也达到了80%以上。儿童急性非淋巴细胞白血病,占儿童白血病的15%～20%,除了急性早幼粒细胞白血病(治愈率已超过90%),其他类型的急性非淋巴细胞白血病,目前在合理治疗后约有50%以上的患儿可获得长期无病生存。令人鼓舞的是,随着生物分子学的进展,靶向药物的应用及造血干细胞移植术的开展,该病长期生存率有望得到进一步提高。

四、怎样治疗宝宝的白血病

儿童白血病最常见的类型为急性淋巴细胞白血病,这种白血病对普通化疗药物十分敏感,因此,采用多种药物进行联合化疗是治疗这种儿童白血病的最佳方法。儿童白血病的治疗是一个复杂、持续的过程,一旦确诊,一定要到正规医院的血液科治疗。随意化疗可能会取得暂时的疗效,却极易导致复发和耐药现象,给今后的巩固治疗带来不良影响,而且任何治疗的中断或疏忽都会导致患儿病情的复发,使以往的努力变得毫无意义,给患儿带来无可挽回的后果。一般情况下,只有少数高危型的急性白血病、慢性粒细胞白血病、反复发作或不能缓解的患儿才有必要进行骨髓移植。目前,骨髓移植的风险比以前也大大降低了,同时,针对独生子女骨髓移植的供体来源有限问题,我国正通过扩充造血干细胞库、开展脐带血移植等方式来解决。

五、家长如何护理得了白血病的宝宝

第一，合理安排休息，避免剧烈活动。对于刚患病的宝宝，病情往往较重，需要卧床休息；而经过化疗达到缓解期的孩子，则可以适当活动，但是不要过于劳累。

第二，注意保护性隔离，预防感染。家庭居住环境要相对卫生、舒适，经常开窗通风，保持室内空气清新。应该让孩子到户外多呼吸新鲜空气，进行适度健身活动，但是要注意不去人多或封闭的公共场所。避免接触呼吸道感染患者，如果家长患有感冒，应换其他家属陪护。注意口腔及皮肤清洁，刷牙要用软毛刷，如果血小板较低，不要刷牙，而改用漱口水漱口。要勤换内衣，衣被要勤洗勤晒。注意保暖，根据气温变化及时增减衣服。还要注意防止肛门部位感染，每日大便后可用温水擦洗肛周或1:5000高锰酸钾坐浴。

第三，注意饮食营养卫生。饮食要给予高热量、高蛋白、富有营养且易消化的食物，鼓励孩子多饮水，常吃蔬菜、水果等富含维生素的食品。还要适当进食一些高纤维食物以保持大便通畅，避免因便秘而导致肛裂。避免进食油腻、辛辣食物。不要吃坚硬的食物，以免引起口腔及消化道出血。餐具要专用，清洗消毒后方可再次使用，避免胃肠道感染。选择有果皮、便于消毒的水果，避免进食不卫生的食物。

第四，注意观察病情变化，定期随诊就医。在白血病治疗期间，宝宝需要定期化疗。在化疗间期，孩子可以回家休养，但是如果出现发热、贫血加重或者出血倾向应立即到医院治疗。

第五，要鼓励孩子，增强战胜疾病的信心。注意避免对孩子造成语言和任何刺激。对于年龄较大的孩子，要注意交流的方式方法，鼓励孩子建立战胜疾病的信心。

在张主任的安慰和帮助下，晓晓的父母逐渐冷静下来，鼓起勇气，积极配合医生给宝宝进行化疗，治疗期间一直遵照医嘱认真护理。这1年多的化疗过程中，爸爸妈妈和坚强的晓晓一起度过了一道道难关，每一次复查骨髓，结果都显示骨髓完全缓解。医生说，晓晓的治疗效果非常理想，再过几个月，晓晓就可以停药了。晓晓的父母非常高兴，他们想要告诉那些刚患病的小儿的家长：要有信心，儿童白血病是可以战胜的！

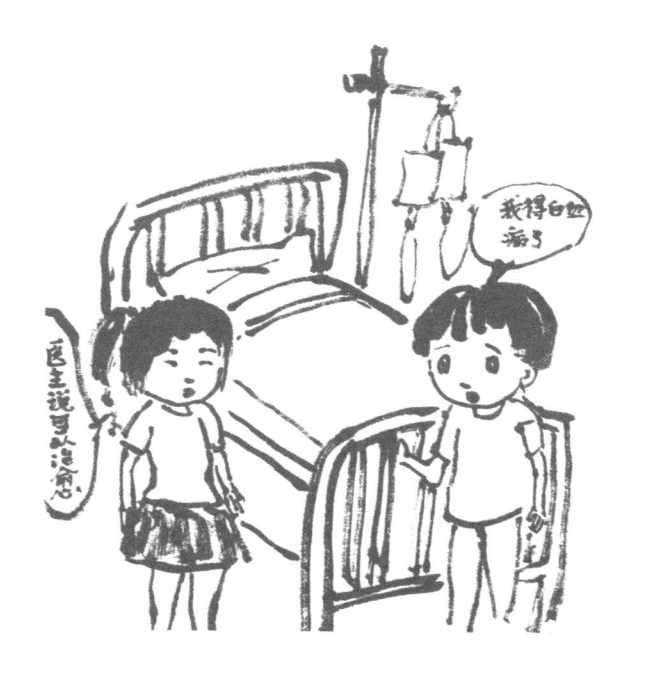

第二十一节　帮孩子洗澡时，
摸摸肚子上有无包块

今年的暑假，我收到了一则喜报：我的一个老患者楚楚考上大学了。楚楚的故事比较有传奇色彩：15年前，5岁的他在洗澡时被父亲发现肚子上有一个包块，父亲很重视，带他到当地医院去检查，做了腹部B超后，当地医院确定这个包块是个新生物，建议他去大医院进一步检查治疗。楚楚于是来到我们医院就诊，经过综合检查后，楚楚被确诊为患有神经母细胞瘤。极其幸运的是，虽然包块很大，但是还没有发生远处转移，后来先让他做了手术，随后巩固化疗了几个疗程就让他回老家了。后来历次复查的结果都正常，这一转眼15年就过去了。

神经母细胞瘤是发生于儿童时期的一种恶性肿瘤，是婴幼儿最常见的颅外实体肿瘤。神经母细胞瘤起源于交感神经系统，多发于肾上腺或腹膜后，位置很深，发病较隐匿，临床表现上有的孩子以腹部包块起病，也有以发热、贫血、骨痛等晚期表现起病。

神经母细胞瘤素有"儿童癌症之王"之称，因其恶性程度高，易发生多处转移，可转移至淋巴结、骨髓、骨骼、硬脑膜、眼眶、肝脏和皮肤等，治疗难度较大，单一治疗预后差。近些年来包括儿童外科、内科、放疗科、移植科、影像科、病理科、营养科、心理科、疼痛科等多学科的联合诊疗模式，使得神经母细胞瘤的诊治更加规范，也提高了患儿的长期生存率。

除了神经母细胞瘤，儿童时期还可见到的实体肿瘤有肾母细胞瘤、肝母细胞瘤等。无痛性肿块常是小儿实体肿瘤的主要症状，有部分小儿恶性肿瘤即使已相当大，甚至已有转移时，也常没有贫血、消瘦等全身表现，这类肿瘤也常因无疼痛、无症状而被延误诊治。

每年带孩子进行正规的体检很重要，有专家曾经提出过除了在胎儿期做 B 超外，出生第 1 年内和 3 岁左右各做一次腹部 B 超，即"三次 B 超体检计划"，以便发现早期肿瘤。除此之外，天天陪伴孩子的家长平时不妨做一个生活中的有心人，在给年幼的孩子洗澡时，多去看一看、摸一摸孩子身上有无包块，若发现异常，及早带孩子去医院就诊。

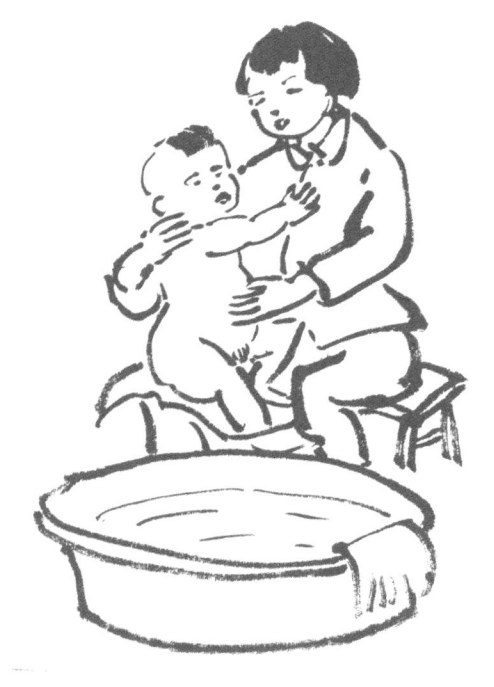

第二十二节　宝宝下巴长包块，竟是罕见肿瘤

2岁的乐乐平时身体一直很健康，但是最近他的右下巴长了一个大包块，妈妈很担心地带他来到儿科看病。接诊乐乐的是有着30多年临床经验的张主任。在给孩子做了初步的查体和抽血检查后，张主任认为孩子还需要进一步完善全身多系统的检查，对包块还需要进行外科手术活检明确性质，除了要考虑一些血液病如白血病、髓系肉瘤等，宝宝还有可能得的是一种罕见疾病——朗格汉斯细胞组织细胞增生症。张主任建议乐乐妈妈先带孩子去小儿外科就诊，通过手术活检取出病变组织做病理检查，可以尽早确诊疾病。

乐乐母子离开诊室后，陪同张主任出诊的研究生医师小王很疑惑地问："张老师，刚才那个孩子您为什么考虑是朗格汉斯细胞组织细胞增生症呢？毕竟这种疾病在儿童中发病率每年只有百万分之几，太少见了。"张主任没有直接回答，而是笑眯眯地反问小王："你先和我说说，朗格汉斯细胞组织细胞增生症是一种什么疾病吧？"

"朗格汉斯细胞组织细胞增生症是一种以大量未成熟树突状细胞在各种组织中异常积累为特征的罕见疾病。这种疾病

发病高峰年龄为1～4岁,临床表现差异较大,轻者仅有单纯的骨、皮肤受累,严重的可表现为致命性的全身多器官或多系统病变。据文献报道,在超过半数以上的朗格汉斯细胞组织细胞增生症患者中检测出以 *BRAFV600E* 为主的致癌基因突变。根据病因和发病机制研究,目前专家们普遍认为朗格汉斯细胞组织细胞增生症是一种由免疫相关或遗传基因导致的炎性髓系肿瘤。"理论知识颇扎实的小王,不仅说出了疾病的本质,还谈到了疾病的研究进展。

张主任肯定地点了点头:"骨骼是朗格汉斯细胞组织细胞增生症最常被累及的器官,这其中又以颅骨被侵犯最多见。对于乐乐来说,他右下巴出现包块,但查血常规是正常的,似乎与白血病等不是很吻合,再加上他的发病年龄偏小,根据临床经验,要考虑朗格汉斯细胞组织细胞增生症。不过,确诊任何一种疾病,绝不能靠临床直觉,还要找到真正的确诊依据,所以我建议他尽快去做包块活检。"主任的一席话让小王茅塞顿开,内心暗自佩服。

经过1周的焦灼等待,乐乐的包块病理检查结果就是朗格汉斯细胞组织细胞增生症。乐乐妈妈再次带孩子来到张主任门诊,张主任告诉乐乐妈妈,虽然疾病确诊了,但是由于朗格汉斯细胞组织细胞增生症是一种容易合并多系统的疾病,需要全面判断病变的范围。在她的精心安排下,乐乐做了一个全身PET-CT(正电子发射计算机断层显像)扫描。PET-CT检查目前属于较高端的影像学检查之一,一次显像可获得全身各方位的断层图像,具有灵敏、准确、特异及定位精确等特点,可一目了然地了解全身整体状况,达到早期发现病灶和诊断疾病的目的。经过检查显示,乐乐的肝脏、脾脏都有肿瘤细胞。

现在乐乐的妈妈迫切地想知道,这么一个病名长长的、听起来怪怪的疾病如何治疗?它既然属于肿瘤性疾病,究竟能不能治好呢?

由于朗格汉斯细胞组织细胞增生症复杂且多样化的临床表现,其治疗方案必须根据患者发病部位和病变范围进行相应调整。如果是单发的病灶,可以进行手术切除。有些以皮肤受累为唯一表现的朗格汉斯细胞组织细胞增生症可以外用药物治疗,但是对于像乐乐这样有多系统受累的朗格汉斯细胞组织细胞增生症的治疗普遍以化学治疗为主。长春碱类与醋酸泼尼松联合治疗是目前国际上化学治疗的标准方案,维持期加用口服巯嘌呤,总治疗时间为12个月。在治疗第6~12周的时间里医生会根据孩子对治疗的反应进行评估,以便调整后续治疗方案。另外,近些年来,随着致癌基因突变的发现,一些新型的靶向药物已逐步应用于临床,更好地改善了朗格汉斯细胞组织细胞增生症患者的生存情况。

朗格汉斯细胞组织细胞增生症虽然属于炎性髓系肿瘤,但预后没有想象的差,长期生存率目前可以达到80%以上。但该病有一定的复发率,因此结束治疗后也要加强随访,在医生指导下进行全身及病变部位的相应检查,一直随访到治疗结束后5年。

乐乐在张主任的指导下进行了系统化疗,1年后他完全康复了,开开心心地去上幼儿园了。

第二十三节　小儿骨髓穿刺的6问6答

一、为什么要做骨髓穿刺

骨髓穿刺是诊断小儿不同类型血液病的一项必不可少的操作。骨髓穿刺能帮助鉴别诊断白血病、再生障碍性贫血、骨髓增生异常综合征、免疫性血小板减少症等多种血液病。另外，对于不明原因长期发热或淋巴结肿大的孩子，骨髓穿刺也是寻找病因的一条重要线索。

二、骨髓穿刺有危险吗

骨髓穿刺是儿科医生的一个常规操作，医生严格按照无菌原则和标准化操作流程来进行操作，一般没有太大危险。穿刺过程中孩子大多无明显痛苦，主要会在抽吸骨髓时有一过性的刺痛。可能会出现的一些少见的并发症，本章第十三节中已提及，这里不再赘述。

三、骨髓穿刺后孩子会不会长不高

骨髓穿刺对孩子的骨髓造血、生长发育没有任何影响。

四、在哪个部位进行骨髓穿刺

小儿骨髓穿刺的三个部位分别是胸骨、髂骨（髂后或髂前）、胫骨（胫前），这三个部位由医生根据孩子的年龄和怀疑的疾病来选择。胸骨是最常选择的部位，但在怀疑再生障碍性贫血时，一般选择髂骨进行穿刺；有些青春期的大孩子，胸骨比较硬，也常选择髂骨穿刺；小婴儿可选择胫骨进行穿刺。

五、骨髓穿刺前后有哪些注意事项

骨髓穿刺前不需要空腹，可以正常进食。骨髓穿刺的针眼处包敷后需要稍加用力压迫数分钟。骨髓穿刺部位 1～2 d 内不要浸水。

六、为什么治疗白血病期间要反复进行骨髓穿刺

骨髓穿刺不仅对诊断白血病起着举足轻重的作用，它还在评价白血病治疗效果、评估预后及指导后续治疗方面起着重要作用。在不同的治疗阶段，通过骨髓穿刺可以监测微小残留病：如果微小残留病持续阴性，是治疗有效的重要标志；如果微小残留病持续阳性，可能存在白血病细胞对化疗药物耐药；如果微小残留病由阴性转为阳性，需高度警惕白血病复发倾向。

第二十四节　宝宝为何需要做腰椎穿刺

腰椎穿刺(简称"腰穿")是儿科的一个常见诊疗操作,可对家长来说,第一次得知自己的孩子要做腰穿时总是有很多顾虑和担心,今天我们就来谈谈腰穿是怎么一回事。

一、为什么要做腰穿

孩子为什么要做腰穿?一是用于诊断,了解颅内压高低、检查脑脊液有无异常、判断是否有中枢神经系统感染,尤其是对于孩子反复发热并伴有中枢神经系统症状,如头痛、呕吐、惊厥、意识改变、昏迷等,孩子患了白血病还可以通过脑脊液检查判断是否有中枢神经系统白血病(俗称"脑白");二是用于治疗,通过腰椎穿刺可以引流血性脑脊液,降低颅内压力,临床上用于治疗蛛网膜下腔出血,预防性地鞘内注射化疗药物(俗称"打鞘")可以防止脑白,打鞘还是已经患有脑白的孩子的重要的治疗方式之一。

腰椎穿刺成功后,正常人会有像水一样清亮的液体从针芯缓缓流出,这种液体就是脑脊液。如果孩子患有中枢神经系统感染或者中枢神经系统白血病等,脑脊液流出来的速度会比正常人快,且脑脊液颜色有时会变得混浊,化验检查也会有明显的异常。如果孩子有脑出血或者腰椎穿刺过程中有损伤,流出来的脑脊液会是血性脑脊液。

二、腰穿有没有危险

腰穿是儿科一个相对安全的常规操作,医生严格按照操作规范进行,一般不会有太大危险。可能会见到的并发症有:穿刺部位出血,穿刺过程中损伤神经根及骨髓造成神经痛,穿刺失败,腰穿后头痛、呕吐等。

三、保证腰穿顺利有哪些决定性因素

有些家长会不自觉地比较:为什么别人家孩子的腰穿很顺利,我们家孩子的腰穿却不顺利? 其实决定腰穿顺利与否有很多因素,最主要的三个因素是孩子的体位、医生的手法、进针的深度。一定要让孩子摆成左侧卧、屈膝位,让孩子的腰部最大程度地弯曲,同时固定好孩子。对于儿科大夫来说,腰穿是一

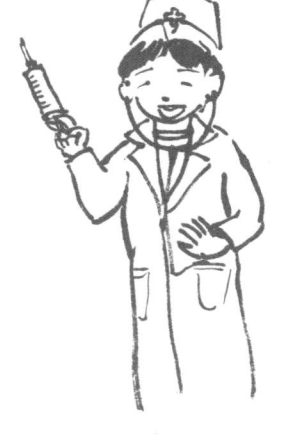

项技术性的操作,目的是争取在最短的时间、出现最小的损伤来完成,这项操作需要医生们不断训练以提高水平。

四、腰穿打鞘后有哪些注意事项

孩子做完腰穿后让其不用枕头平卧4~6 h,以免引起头痛。若孩子术后有头痛、呕吐等不适情况,家长应及时报告主管医生。

第四章　做个聪明的就医家长

第一节　儿科就诊秘笈

近些年来,随着生育高峰的到来、生育政策的放开,带孩子看病越来越成为一个"老大难"问题。其实,只要家长肯用心,带孩子到儿科门诊看病还是有些诀窍的。

一、时间

儿科门诊最忙的是上午,一周中最忙的又是周一上午。因此只要孩子病情允许,建议家长们带孩子看病时尽量避开上午,尤其是避开周一上午,这样就能明显节省等待时间。来复诊或取药的患者可以选择下午就诊,因为相对于上午而言,下午的门诊量不多,这时医生的叮嘱也会更仔细一些。

好多家长认为,凡是抽血化验,只能上午空腹才能检查,其实除了肝功能和某些特殊的化验检查,其他抽血检查下午也能做,也不受进餐影响。儿科门诊最常用的抽血检查是血常规,是随时都能做的。

二、挂号

家长们普遍认为,只要是孩子看病,就应该挂儿科的号,其实不然。某些综合医院或儿童医院的分科极其细致,有小儿内科、小儿外科、小儿眼科、小儿骨科等。对于普通的发热、腹泻等疾病,可以先挂小儿内科号,如果涉及专科的疾病,如孩子有耳痛、皮疹等症状或体征,家长搞不清该挂哪个科的号,最好先到儿科分诊台咨询后再挂相应科室的号。如果挂号一次到位,就大大减少了候诊时间。

三、携带物品

毫无疑问,带宝宝就诊时应带上就诊卡和病历本,如果近期有就诊经历,应携带上一次就诊时化验、检查的结果。如果孩子已经用过某些药或者家里储备有药,可以记下药名再去医院。儿科医生的用药一般都是少而精,只要是家里有的药又对症的话,就不会重复开了。

四、候诊

带孩子候诊的时候,很多家长都会觉得心烦意乱或者百无聊赖,恨不得马上就轮到自己的孩子看病,可真等到自己的宝贝就诊了,才发现有很多准备工作没做好,浪费了宝贵的候诊时间。其实,家长们在带孩子候诊的时候可以做好如下几件事。

(一)测体温

发热的孩子应该先试个体温表,记录下孩子当前的体温。

(二)称体重

孩子的体重一定要提前称,儿科好多用药是根据孩子的体重来计算的(一般儿科护士站都会有体温计和体重秤)。

(三)了解过敏史

孩子以前的用药情况要了解清楚,特别是有无药敏史,这一点对于不经常和孩子待在一起的家长来说尤为重要,不要等进了诊室就医时才匆匆拿起电话联系另一位家长,这样很浪费大家的时间。

五、就诊

(一)有问有答,直截了当

就诊时间很宝贵,家长在带孩子看病的时候对医生提的问题最好给出直接鲜明的回复,如:医生问"孩子咳嗽几天了",答"5天"。

(二)不在陪孩子就诊的时候接打电话

儿科诊室常常充斥着孩子的哭闹声和大人的说话声,本来就很嘈杂,家长接打电话会影响儿科医生的听诊,也让医生心情烦躁。所以,作为文明的家长,一定要避免这一不良影响。

（三）尽量不重复多次去找儿科医生询问

家长们在带孩子看病时,尽量把想问的问题和儿科医生一次性沟通好,切忌反复多次回去找医生询问,一则会打扰医生接诊别的孩子,二则患者那么多,医生记性再好也不是个个都能"对号入座"的。

第二节　家长应用儿童抗生素的5个常见误区

一、误区:孩子只要发热就应该应用抗生素

很多家长认为抗生素是万能的,孩子只要发热,用了抗生素就能退热。很多原因可能引起孩子发热,最常见的是病毒引起的上呼吸道感染,而抗生素对病毒感染是无效的。有时候孩子的长期发热（发热超过2周）可能是风湿类疾病、肿瘤引起的,这时候抗生素也是无效的。

正确的观点:孩子发热究竟需不需要用抗生素,一定要听从儿科医生的意见和建议。

二、误区:抗生素是毒药,坚决不能给孩子用

有些家长对抗生素怀有天生的敌意,认为抗生素毒副作用很大,坚决不给孩子用。事实上,细菌感染性疾病如化脓性扁桃体炎、细菌性肺炎、中耳炎、细菌性痢疾等疾病,是必须应用抗生素治疗的,一旦不给予抗生素或延迟给予抗生素,就可能会出现严重并发症如心肌炎、肾炎、败血症等。在年幼的孩子尤其是5岁以下的孩子中支气管肺炎的发生率较高,当孩子发热时间较长,呼吸道症状又较重时,即使血常规检测符合病毒感染,为了预防继发细菌感染,医生也可能会经验性地给予抗生素预防性口服。

正确的观点:在儿科医生指导下,合理应用抗生素是安全有效的。

三、误区:孩子用了抗生素后,只要不发热了就可以停用抗生素

有些孩子去医院就诊后,医生给开了抗生素,回家用了后体温正常了,家长马上停用抗生素了,其实这种做法是不正确的。不同的疾病疗程不同,比如,急性细菌性咽炎疗程3~5 d,急性化脓性扁桃体炎疗程7~10 d,肺炎疗程应持续至体温正常后5~7 d,临床症状基本消失后3 d。

正确的观点:抗生素一定要在医生指导下应用正确的治疗疗程,才能保证良好的治疗效果,防止疾病复发。

四、误区：孩子的父母对头孢类药物过敏，孩子就一定会对该类药物过敏

在门诊工作中常见到孩子的父母告诉医生："我对头孢过敏，我们家孩子肯定也会对它过敏，孩子从出生到现在我从来没给他吃过头孢类药物，这次你也别给我们家孩子开头孢类药物。"这其实也是一种误区。

正确的观点：尽管过敏性体质具有一定的遗传性，但是对药物过敏反应存在明显的个体差异，不是父母对头孢类药物过敏，孩子就一定会对该类药物过敏。

五、误区：阿奇霉素是抗病毒的

在临床工作中，常有父母这样问："医生，您为什么给我家孩子开阿奇霉素？它是抗病毒的吗？"其实，阿奇霉素能针对不同的病原菌，除了常见的细菌外，对支原体感染有着独特的疗效，但对病毒无效。支原体是一种介于细菌和病毒之间的微生物，头孢类药物对它没有作用，但阿奇霉素就很管用。阿奇霉素还有一大优势就是药物代谢慢，所以每天只需一次用药，能帮助一些喂药费劲的娃娃的父母减轻不少负担。但服用阿奇霉素的胃肠反应较大，有些孩子吃完了肚子可能会不舒服。

正确的观点：通常情况下，选择哪类抗生素，儿科医生一般会根据孩子病情、服药依从性等综合选定。

第三节　高热宝宝就诊必带的5样物品

常常见到年轻夫妇带着发高热的宝宝惊慌失措地冲进儿科诊室,儿科大夫问他们:"给宝宝带退热药物了吗?""没带!""带水了吗?""没带!我们一见孩子发高热,心里一着急,就赶紧来了医院,什么都没带。"

发热对机体的影响是双方面的。一方面,一定程度的发热是机体抵抗疾病的防御反应,可以增强机体对疾病的抵抗力;另一方面,体温如果过高又会使机体的各种调节功能发生紊乱,而且5岁以下的孩子如果出现高热,很容易发生热性惊厥。作为家长,平时应留心学习孩子发热的相关护理知识,等到宝宝发热了,去医院时带好5样物品——水、药、表、卡、本,宝宝就安全多了。

一、水

大多数高热的孩子都会出现脱水现象。因为生病,孩子肠胃不适不想吃饭和喝水,加上体温较高,很容易出现脱水现象。恰当的补液可以减轻脱水对孩子造成的影响,从而减少"脱水热"对孩子机体的影响,而且随着补水后孩子排尿的增多,体温下降也会较顺利。家长带孩子就诊时可以带上温开水,如果宝宝不爱喝水,带点果汁也无妨。在就诊的路上和等待就诊的过程中,家长可以少量多次地给宝宝喂水,对退热有很大帮助。

二、药

若宝宝体温在38.5 ℃以上,家长在带孩子去医院前就可以先给孩子口服退热药物,以免宝宝因为体温骤升而发生热性惊厥。具体剂量参照各种药物的参考剂量,如果宝宝体温没到38.5 ℃,家长也应随身带上退热药物,以方便宝宝体温升高时口服。同时,带上宝宝已经口服的药物和家中储备的药物去就诊,如果觉得带药麻烦,也可以拍一下照片,这样既方便儿科大夫判断宝宝的病情,又可以帮助大夫在给宝宝选择药物时作参考,避免重复开药,节省医疗费用。

三、表

家长可以随身带上体温表,在等待就诊的过程中给宝宝测量体温,一旦宝宝体温在38.5 ℃以上,应及时报告分诊护士,通知医生尽快给宝宝诊治。自己带体温表,不仅使用快捷,还避免了医院里的交叉感染。

四、卡

只要准备带宝宝去医院,家长就要带上医院的就诊卡,这样可以避免再次建卡,节约就诊时间。如果宝宝有医保卡,也应一并带上,因为目前有些医院需要凭医保卡进行实时结算。

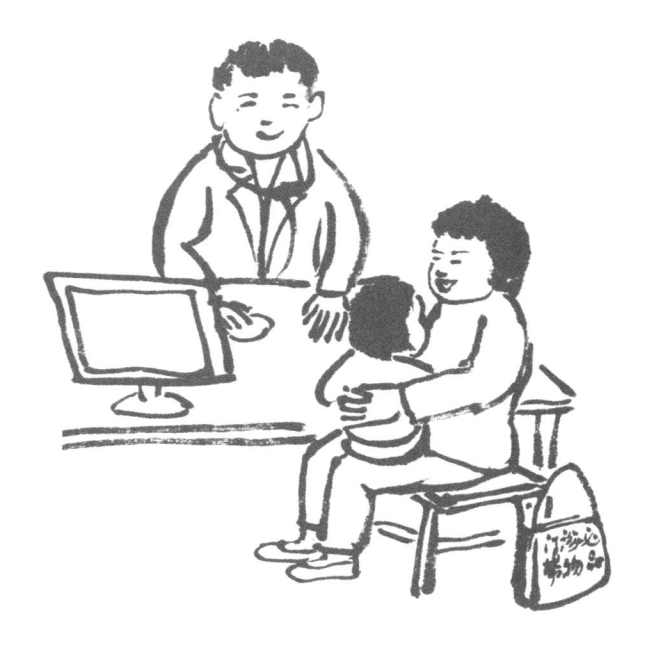

五、本

　　家长带孩子去医院就诊时也应带上宝宝的病历本,方便医生记录查看,同时近期在别的医院检查的化验单也应带全,以便医生参考,宝宝可能就不需要重复化验检查了。

　　总之,高热宝宝就诊,家长只需沉着冷静地带好以上5样物品,就不再会手足无措,而是能够配合儿科医生和护士尽快帮助宝宝退热了。

第四节　常备药搞定孩子小毛病

家长最怕孩子突然生病,一遇到宝宝流鼻涕、感冒发烧、拉肚子等常常急得手忙脚乱,无从下手。其实,对于宝宝的常见症状,如果家里常备一些药品,宝宝的很多小病小痛都能轻松解决。

一、鼻塞、流鼻涕

推荐药品:海盐水、生理盐水。

目前,糖皮质激素是治鼻炎最有效的药物,但婴儿年龄小,用药受限制(许多药物适用年龄都在3岁以上),如长期不当用药,或会导致药物性鼻炎、心血管功能异常等严重并发症。家长切不可随意给宝宝鼻腔滴药。

较安全的方法是给宝宝鼻腔局部喷海盐水或生理盐水制剂,虽效果相对慢,但无细胞毒性、黏膜刺激性及其他不良反应,可清理鼻腔中的鼻涕和鼻痂,彻底冲洗致病菌。

感冒、鼻窦炎、过敏等也可能会引起宝宝鼻塞,家长可以用海盐水、生理盐水给宝宝缓解鼻塞。

宝宝鼻塞时,可以先用生理盐水、海盐水喷剂或滴鼻剂给宝宝喷鼻或滴鼻,这样可以湿润鼻腔,软化鼻屎,然后再配合吸鼻器吸一吸。

用生理盐水、海盐水给宝宝冲洗鼻腔的操作办法如下：让宝宝的头歪着，捏开嘴，用洗鼻装置吸取生理盐水或海盐水挤入一侧鼻道里，然后让水从另一侧流出来。不过要注意，这个操作不容易上手，易引起呛咳，比较适合上幼儿园或者上小学的年龄大一点的孩子。

二、皮肤瘙痒、擦伤

推荐物品：炉甘石、凡士林、碘伏。

如果宝宝皮肤被蚊虫叮咬而瘙痒，炉甘石可以用来止痒，使用之前记得摇一摇，使用时要避开皮肤有破损的地方。如果宝宝得了湿疹很痒，不推荐用炉甘石洗剂止痒，因为炉甘石会让皮肤变干，可能会加重湿疹。

凡士林具有非常好的保湿、隔水作用，还可以帮助伤口愈合，所以湿疹、红屁股、皮肤褶皱发红、皮肤嘴唇干裂、冻疮、擦伤、肛裂伤口等都可以涂抹凡士林，日常洗澡之后也可以使用。

孩子因为顽皮或者不小心磕伤、擦伤，家长如果给孩子消毒应首选碘伏，它对皮肤刺激性很小。烧伤、冻伤、刀伤、擦伤、挫伤等一般外伤也可以用碘伏来消毒。

皮肤外伤或抓挠破皮，可以在清洁消毒伤口后涂抗生素软膏。给宝宝用的软膏可以选择莫匹罗星软膏或红霉素软膏。

只有在伤口不大、不深、不脏、出血不多时可以自行处理，即使没有相应的消毒剂，也可用生理盐水或者冷开水冲洗。如果伤口较大、深、脏或流血不止，请立即就医，切忌自行消毒，避免伤情加重。

三、发热

推荐药品：对乙酰氨基酚、布洛芬。

用于宝宝的退热药通常推荐对乙酰氨基酚和布洛芬，但是在用药时，家长要注意下面这四点：①满2个月而未满6个月的宝宝只能用对乙酰氨基酚；②满6个月的宝宝既可以用对乙酰氨基酚也可以用布洛芬；③建议准备滴剂、混悬剂和直肠栓剂，能口服的时候最好口服，如果宝宝呕吐或者不能口服任何东西，可以用对乙酰氨基酚直肠栓剂，这两种口服药的儿童剂型口感很好，家长应放在宝宝拿不到的地方，以免宝宝不小心过量误食；④对乙酰氨基酚和布洛芬不建议交替吃，虽然交替用药的退烧效果稍好一些，但安全性方面没有足够的证据，并且交替使用会使服药过程变复杂，增加不安全性。

其他药物如阿司匹林、双氯芬酸还有尼美舒利，目前并不适合给孩子服用，孩子体温低于38.5 ℃时不需要药物退热，物理降温是可以用的，包括减少衣被、温水擦洗、冰块敷等。对孩子来说，一般不选用酒精降温，孩子年龄越小越不要用。

四、腹泻

推荐药品：口服补液盐、蒙脱石散、益生菌。

宝宝腹泻，最怕的就是脱水，所以腹泻时有必要补充电解质和水分，推荐口服补液盐Ⅲ。因为它最适合宝宝，一般在药店就能买到。孩子拉肚子时，按照药品说明书上的用法兑水给宝宝服用。

小儿腹泻,适当补充有益菌群可缩短腹泻病程、降低腹泻严重程度。常用药如双歧杆菌、三联活菌、枯草杆菌二联活菌等,可以促进腹泻宝宝肠道菌群恢复生态平衡,抵抗病原菌的繁殖和侵袭,有助于腹泻康复。

通过物理原理保护肠黏膜也是不错的选择,如蒙脱石散可通过吸附肠道内的病毒、细菌和毒素降低其致病性,覆盖消化道黏膜,与黏液糖蛋白结合起到保护作用。

补锌可以减轻腹泻程度,加速痊愈。如果宝宝拉肚子了,建议吃补锌口服液或冲剂10~14 d。锌对免疫系统发育和功能的调节、维持起重要作用,还能提高其总体抗氧化损伤的能力。补锌还能加速肠黏膜再生,增加刷状缘酶水平。如果宝宝精神差或呕吐严重无法喝任何东西,要及时送医院。

需要注意的是:宝宝生病,家长在没有把握的情况下,还是要找医生看一下病情。如果家长自己根据药物使用说明书让孩子使用药物后,记得时刻关注孩子的情况,一旦发现异常,要第一时间带孩子去医院就诊。

第五节　带孩子长途旅行必备的4大类药物

带孩子长途旅行,能开阔孩子的视野,强健孩子的体格,锻炼孩子的胆量,非常有利于孩子的成长发育。但因为旅游地大多较偏僻,离医院较远,当孩子生病时,若不能及时就医,就会很危险。因此旅行时给孩子带上必备的药物,一旦孩子生病时,家长就不会焦躁不安,能够应用随身带的药物沉着冷静地先给孩子处理了。

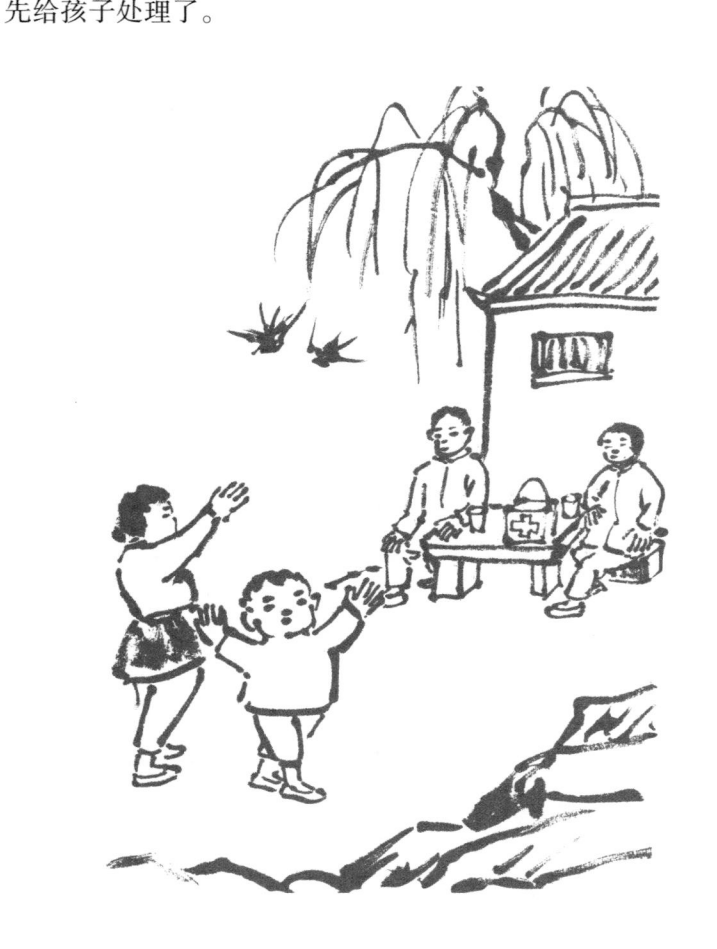

一、外用药物

(一) 外用抗生素软膏

如莫匹罗星软膏或红霉素软膏,当孩子有轻度擦伤时,可以先在伤口上涂抹薄薄的一层抗生素软膏。

(二) 创口贴

如果皮肤伤口出血不止,可以贴上创口贴止血。

(三) 薄荷脑软膏

在炎热的夏季,用它可以应付蚊虫叮咬,减轻瘙痒等不适。

二、退热药

旅行时应该给孩子准备退热药物,如布洛芬或对乙酰氨基酚等。无论何种原因发热,一旦孩子体温超过38.5℃,就应该给孩子口服退热药物。对于5岁以内的孩子来说,及时退热尤其重要,因为他们在发热时极易发生高热惊厥,同时应积极给孩子补充水分。

三、胃肠用药

孩子的胃肠功能弱,到一个陌生的地方就餐,比大人更容易发生胃肠方面的疾病。因此带上一些助消化的药物如乳酸菌素等,可以帮助孩子克服消化不良、积食等毛病。

许多家长在孩子腹泻时习惯给孩子应用止泻药,如蒙脱石散。尽管蒙脱石散具有不少优点,然而腹泻的原因对于用药有着指导意义,并不是任何情况都可以使用的。出现严重腹泻时,家长应带孩子尽快去医院就诊。

四、抗过敏药

进行长途旅行时,有些孩子可能会对花粉或者某些食物发生过敏,因此准备一些抗过敏药物,如氯苯那敏或氯雷他定等,当孩子出现了多个皮肤疙瘩伴瘙痒等过敏症状时,可以立即给孩子吃抗过敏药物以减轻过敏症状。

总之,带上这4大类药物出远门,孩子生病时,家长心里就有底了,可以先给孩子用上药后,再根据情况就医。

第五章

医患同行

第一节　感恩的心

我的小患者 Yu，因为持续发热不退，在当地行血常规检查被怀疑为急性白血病后来到我们科治疗。初诊是我接管的，因此孩子和我特别亲热，家长也对我格外信任。即使我后来转到别的组工作，听说孩子也经常念叨、想念他的"吴阿姨"。

Yu 出生在陕西榆林，家里有两个姐姐。抚养三个孩子对一个西北部工薪家庭来说本来就是一个沉重的负担，何况这个最小的孩子还得了白血病。家里的亲戚都劝 Yu 的爸妈放弃，但他俩非常舍不得，说："医生都觉得很有希望治好的病，我们为什么要放弃呢？"因此这一年多来，他们全家节衣缩食、东挪西借，我们也积极帮助他们申请救助基金，终于把孩子的治疗坚持了下来。虽然这一年多过得极其艰苦，但Yu的爸妈就是一个信念："一定要把孩子的病治好！"这个信念支撑他们克服无数困难，勇敢地走到现在。如今，孩子已经结束了主要的化疗，开始维持治疗了。

Yu的爸爸妈妈是特别知道感恩的人。他们告诉我，孩子生病后，Yu的爸爸来北京带孩子治病，但工作单位照样给他发工资、奖金，用这种方式来默默支持他们家。"领导这么关心我家，将来我们要好好报答他们！"这是Yu的父母反复对我说的一句话。Yu的妈妈告诉我，上次她带着孩子在口腔科看病，一位病友和她拉家常时得知了Yu的病情，便把口袋里仅剩的一百元钱给了她让她给孩子治病。"北京的好心人真多！"Yu的妈妈对我说，"我家是不幸的，其实又何尝不是幸运的？"

Yu一家的笑容在这个秋日深深地定格在我的脑海，车窗外迎风飘舞的金黄秋叶似乎都在为他们默默送祝福！听着他们的诉说，我丝毫感受不到Yu的爸妈对命运的抱怨和心底的沮丧，更多的是他们对未来美好生活的憧憬和信心。想到不久前Yu在科里的留言板上就写过他的梦想是"长大上学、为国做事"，这个梦想对于他来说肯定能实现！

这样一个坚强、乐观、知恩图报的家庭，让我发自内心地感动。我把最诚挚的祝福送给了他们一家人，并和Yu相约等他上学、工作了，一定要记得回京，和他喜欢的吴阿姨聊一聊！

第二节　我与一位患儿母亲的心灵对话

　　偶然的一个机会,我重逢了几年前一位患儿的母亲,她的孩子患的是视网膜母细胞瘤,我曾经作为主管大夫之一接诊过孩子。每次和患儿的家长重逢,我都想详细问问孩子现况如何,也总怕听到不好的消息。虽然从医近20年,但是自己的内心仍然脆弱。

　　与患儿母亲见面的当晚,孩子的妈妈主动给我发来信息:"吴大夫,您是我们在医院的第一个接诊大夫,从此我们开始了漫长的治疗之路。没想到,我们又在这样的场合相聚了,真好。"虽然为了救治更多的孩子,我们小儿血液肿瘤组向来以极高的病床周转率和床位使用率马不停蹄地收治着来自全国各地的患儿,但是对于记性还可以的我,这样一个孩子和她的母亲我是不会忘记的。

　　"孩子的眼睛最后也没保住,还是摘了。但我们不后悔,也很感谢你们,您、张主任、陆大夫、程大夫,还有眼科梁教授。"我内心像被击中了一下,一阵阵发痛:"是只有一只眼睛有事吧?"鼓起很大的勇气,我才敢问这个问题,因为视网膜母细胞瘤这种疾病常有双眼发病,但无论如何,我内心极其渴望孩子至少能够拥有一只健康的眼睛。"是,上帝总是给我们留扇窗的。"孩子的母亲平静地告诉我。"祝福你和孩子!"我感动于孩子母亲的这种乐观与豁达,"为你的坚强与勇气而感动!"

我向她表达了自己真实的想法:"今晚听到你告诉我的事,我心里还是很难过,为自己的无能为力⋯⋯但是又为你们现在过得如此精彩而感到高兴和欣慰!"孩子的妈妈反倒来安慰我了:"没事,都过来了,孩子现在挺好。我觉得,那段治疗经历对她来说是一种收获,对我也是。孩子特别懂事,特别喜欢医生。她说,长大之后想当医生。""好啊,我支持她!"我想到,似乎我们治疗过的好多孩子都有长大后当医生的职业理想。在他们生命的最黑暗时刻,是医生们陪伴他们一起走过,也许只有经历过生死考验,才知道医生这个职业的伟大吧!

"哪天我们去眼科复查,我带她到科里去看你们吧。"孩子的妈妈主动提出来。"太好了!"我很高兴,因为对于我们来说,见到自己曾经救治过的孩子健健康康、快快乐乐地生活着,是行医生涯中最开心的事情!很多曾经的小毛头、小丫头现在都长得比我们还高了,见到我们总是腼腆地笑着,我们则会和他们逗趣:"还记得你以前每次腰穿时都会让阿姨给你贴上最大的胶布吗?""还记得每次做完骨穿都会让阿姨给你一个空针管玩吗?"这些和孩子们之间的点滴回忆,我们这辈子也难忘!

不久前,我看到一位新西兰母亲为失去左手的女儿拍的一组绝美照片,那组照片获得了爱普生摄影奖2014年最佳创意摄影奖。在那些温情洋溢的照片里,我们不但看到了伟大的母爱,也看到了因爱而生的创作激情。我的这位患儿母亲也表示,因为自己的孩子,她也想要把更多的爱投入到社会公益事业中去。祝福这位伟大可敬的母亲！祝福她们一家人！

第三节　想办法帮你治好这么长时间的发热

当医生，除了要有精湛的医术，还要有过硬的沟通和宣教水平。随着临床经验的积累，对于患者的沟通和宣教，我常常采取单独面谈和集体宣教相结合的方式，其中，集体宣教不仅提高了工作效率，还有利于家长之间结成治疗同盟，更有利于帮助孩子战胜疾病。

一、不着急给孩子上化疗的家长

这两天来的19床和20床都是初治，孩子都是刚刚做了骨髓穿刺确诊了白血病，我便叫上两家家长来到示教室谈话，开门见山地说："你们的孩子已经确诊为白血病了，现在需要马上上化疗。"20床的家长很爽快："没问题，一切拜托你们了！"19床的爸爸却紧皱着眉头："吴大夫，能不能等一等再上化疗？""怎么能等呢？这是恶性病，多等一天，肿瘤就长得越来越多，治疗起来更麻烦，现在就得赶紧用药。"我用严厉的语气说着，心里还有些生气：毫不夸张地说，我们医院应该是中国最高效的医院之一，由于辅助科室给力，一个初治白血病的患儿，我们常常是上午收入院、下午基本确诊、晚上就开始用化疗药了，这么紧凑的安排完全是从患者的角度出发,因为对于肿瘤患者来说,早一点治疗,生存的概率就会增加。但看到19床的爸爸欲言又止的神情,职业的敏感让我意识到他有难言之隐,便让20床的家长先回去了。

见没有旁人在场,19床的爸爸终于敞开了心扉——他的女儿晴晴5岁,是个小机灵鬼,什么事情都有自己的主见。每次住院的时候,晴晴对于检查、治疗都特别抗拒。那天下午看到同屋的小女孩做腰穿,晴晴就特别紧张地问爸爸妈妈自己以后会不会做腰穿,她说自己才不会同意做腰穿呢!说到这里,一旁的妈妈一言不发,只是不停地抹泪,爸爸难受地述说着,几度哽咽:"吴大夫,求求您,今天先别给孩子上化疗了,我们晚上做做孩子的思想工作,也再和家里的老人商量一下。万一孩子不接受化疗,我们就出院,我知道你们这里的床位很紧张。"我一边安慰他们,一边心想,我该做些什么呢? 我问晴晴爸爸:"孩子有什么爱好吗?""她喜欢画画。"我心里似乎有了一点点主意。

二、和5岁大的小病患过招

下班前的晚查房时,我带着我们组的小团队挨个巡视病房。查到19床的时候,晴晴看到我们来了,故意背对着我们。我俯下身来,温和地对晴晴说:"听说你画画特别好? 能画几幅画送给我们吗?"晴晴机灵的小眼珠一转:"你怎么知道我会画画的? 我现在没有纸了。""那好办,张大夫,一会儿给她送些纸过来,再拿几支笔来。"我对即将要值夜班的张大夫使了一下眼色。张大夫连忙附和:"没问题,我一会儿就给你拿。"晴晴听到我们这么一说,把身子转向了我们,脸上也露出了一点笑容:"我就是没有纸,笔我有呢。"我趁热打铁:"那你可不能马上出院,你要给我们多画点画。阿姨呢,也想办法帮你治好这么长时间的发热。"晴晴没有拒绝我,我看到她的床上放了些已经画好的画,便对她说:"回头你把这些画交给护士长,让她帮你贴到楼道的宣传廊上。"晴晴这次眉开眼笑了,露出缺了两颗大门牙的笑容,在我们看起来是那么可爱。

下班时,我碰到了晴晴爸爸,几小时前满脸愁云的他现在也舒展了眉头,一脸感激又疑惑地问我:"吴大夫,我刚才出去买点东西刚回来,怎么才一会儿功夫就听我爱人说孩子同意治疗了?您用了什么办法啊?""孩子同意治疗就好了,什么办法您就别管啦。"我微笑着说。

三、儿科医生是孩子们的好朋友

在医患沟通时,儿科医生经常要面临老、中、幼三代,可以这么说,儿科医生的沟通表达基本功应该是所有临床科室中最好的。我突然想起来刚才许诺晴晴的事,嘱咐晴晴爸爸:"哦,对了,一会儿让晴晴来我们办公室拿纸,我估计这会儿小张大夫忙得都顾不上送过去了。"晴晴爸爸连忙摇头:"我晚上回家给她拿去吧,家里很多呢!""不行,我们答应孩子的事情一定要做到,不能让孩子不信任我们。"我很坚决。儿科医生都是孩子们的好朋友,而和孩子们建立友谊和信任,是一定需要坚守诺言的。

晚上,我到家,找出了儿子的两本书,一本是《汤姆住院》,一本是《四五岁简笔画》。我把它们装在了一个浅粉色的礼物袋里,打算第二天一大早到病房去送给晴晴。我想,晴晴会喜欢这两本书的。

早上来到病房,我把准备的书交给晴晴:"晴晴,这是我们家一个小哥哥送给你的,你拿着看吧。"晴晴很意外,也很高兴,拿到书就翻看了起来。中午我出完门诊回来,张大夫告诉我:"晴晴爸爸已经来表态了,说孩子同意在医院治疗,他十分感谢您!"

我终于放下心来,一个善念、一个善举又挽救了一个孩子! 美国作者琳达·凯普兰·萨勒和罗苹·科瓦尔在《善意的力量》一书中说:"善良将我们带入一条奇妙的小路,让心灵栖息在善意中。"医者的善良,更是一股强大的力量!

第四节　一段难忘的医患情

一、香香的病情几番突变

"香香病重了,突然意识不清了!"在去医院的路上,我突然接到组里医生的这个紧急电话,心跳开始加速,心情突然沉重。

香香是我收治的急性粒细胞白血病患儿,是个12岁女孩,单纯懂事、心灵手巧,会用橡皮泥捏可爱的圣诞老人,能用塑料管做小巧的机器猫,还会做漂亮的手链。好多精致的小玩意儿,香香在上化疗药的期间就能毫不费力地做出来一打,分发给我们医护人员。我们则如获至宝，纷纷拍了照片上传到微信朋友圈，总能得到其他科室同事们艳羡的点赞。感谢香香曾经带给我们那么多美好的瞬间！

香香家来自河北沧州，父母有三个孩子，经济拮据。为了给孩子治病，香香父母花光了所有积蓄，还欠了很多外债。眼看着香香骨髓的坏基因一点点消失，我们甚感欣慰，以为不久孩子就能复学，一家人重新过上幸福的日子。

谁知道化疗疗程即将结束时，香香的坏基因突然反弹了。因为经济的原因，骨髓移植这条路对香香家来说根本行不通。看到充满灵气的香香和通情达理的香香父母，主任不忍劝其放弃，打算给香香试试更为强烈的挽救化疗方案。这次化疗过后，香香十分虚弱，不幸得了真菌败血症、肺部感染、呼吸衰竭、肾功能不全、心脏损害……各种并发症一波波向香香袭来。真菌败血症是血液病一种极其严重的合并症，一旦发生，患者死亡率极高。作为她的主治医生，我要求自己一定要想尽办法去挽救这个可怜的孩子。我无数次在心底为她祈祷，还从家里拿来了一个泥塑花木兰送给香香，鼓励她要像花木兰一样勇敢。香香不负众望，凭着顽强的毅力，一次次从鬼门关闯了过来。香香的白细胞回升了，体温正常了，不需要吸氧，骨髓坏基因消失了……她身上发生的一个个奇迹，让我们振奋、激动，香香又一次与死神擦肩而过，上帝一定会眷顾她的！

二、父母选择带孩子回家

谁知道体温正常没几天，她再次进入了发热期，血小板持续低下,开始流鼻血,然后毫无征兆地突然昏迷。伤心欲绝的父母最终选择带香香离开医院,趁她还有生命迹象,带她回自己的家里。因为为了治病,香香已经好久没有回家,好久没有看见自己的弟弟、妹妹了。

离开医院前,香香的父母把孩子所有没有用过的药物都打包交到我手里,委托我转赠给那些经济贫困的患儿。香香的叔叔临走前,还向我们深深鞠了一躬。这一家子让我们由衷感动。

我推着病床,亲自把香香送到医院门口,泪眼婆娑地目送着我的患儿离开医院,为自己的无能为力而遗憾,为生命的脆弱无常而感叹。这一天,我们都为他们一家难过着。两天后,香香家长在我的个人医疗网站留言:孩子已于当日凌晨安详地去了天堂。我心里很痛惜,留言安慰家长:你们及家人节哀!多保重!或许天堂里需要一个手巧的小姑娘,等着她去做手工呢!祝香香一路走好!

三、两万多元的欠费单

香香一家离开医院没多久,出院处给我们科室送来了香香的出院结账单。看到了欠费两万多元的结账单,科里的同事纷纷议论,孩子已经没了,他们估计也不会来结账了。前些年,有个结束疗程的孩子最后一次住院化疗,欠了很多住院费,一直都没有过来结算,我们打电话她家不接,写信她家不回,后来就用全科室医护人员的工资帮她家结算了。主任知道香香一家现在已经负债累累,特意叮嘱我不要打电话向她家催账:"她家太不容易了,如果不来结账的话,我们给她家垫付医疗费用吧。"当医生总是少不了这种悲天悯人的情怀，多年来，主任一直用她医者的仁慈博爱之心潜移默化地影响着我们。医道的传承不仅有医术，还有这种无私大爱的人文精神。但是，作为主管医生，对于香香家人善良淳朴的人品我最清楚不过了，冥冥之中我有预感，她家一定会来结账的。

国庆节放假前夕，大家正在科里一如既往地忙碌着，突然见到了一个熟悉的身影。香香的叔叔过来了，他告诉我们他已经把香香的账单结清了。他表达了全家对我们医护人员的感谢之情，告诉我们现在一家子都过得很好，请我们放心。办公室里的我们见到这一幕，都被人世间这种深切的信任、浓浓的温情感动着！

患者将性命托付给医者，医者倾其所能医治患者，但在现有的医疗水平面前，有时候真的无法帮助每个患者战胜病魔。感谢患者的信任，让我们不忘初心，砥砺前行！

四、香香离开一年后

一个平常的周二下午，办公室里突然出现了一个熟悉的身影。我一眼认出来她是香香妈妈，她牵着一个10岁左右的男孩。我猛地一愣，一种不祥的预感袭上心头："难道香香弟弟也生病了？"

看我愣在那里，香香妈妈先和我打招呼了："吴大夫，我们没事，特地过来看看您，我们都想您了！"她一边说，一边放下几袋红枣，"这个给大家尝尝，谢谢你们过去对我们的关照。"我眼眶一热，一股暖流在心间流淌。

行医多年,在每一次遗憾地送别早逝的患儿时,我心里总是会觉得伤感,更是会自责很久。而每一个痛失爱子或爱女的家庭,常常从此与医院形同陌路,心灵的伤疤需要好久才能愈合。少数家长还会怪罪于医护人员,认为是抢救不力才导致孩子离去的,把医护人员当成一辈子的罪人。随着从医年数的增加,我当年高涨的行医热情快要被医患之间的误会给一点点磨灭了。

今天,香香一家的到来,让我心头的坚冰融化了。这样一个乐观、善良、懂得感恩的家庭让我由衷敬佩,也让我看到了人间自有真情在。身为医者,如果我们竭尽全力提高医术,尽可能地去包容、理解、关爱患者,那么医患之间的误解会不会少一点呢?

第五节　女医生和她的血癌患儿们

我从事小儿血液病专业已经近20年了,这期间我结识了很多小患儿,他们带给我很多或感动或悲伤或开心的难忘瞬间。

一、孩子,我理解你心中的痛

9岁的宇,是个身患伯基特淋巴瘤的孩子,他的疾病进展迅猛,虽然化疗强度很大,肿瘤细胞还是在一点点侵蚀他的颅神经。2014年的某一天,他的左眼失明了,他感到了忧伤,但是孩子单纯的天性加上右眼还能看得到东西,忧伤很快就荡然无存了。1周后,他的右眼突然失明了,顷刻之间,孩子心里的天空塌了。我早上查房时去看他,他眼角挂着泪,不回答我们的问话。作为主管大夫,我能做的就是摸着他的头,轻轻地告诉他:"宝贝,一切会慢慢好的,你是最懂事听话的孩子!"同组的其他大夫也都一起安慰鼓励他。他听了我们温暖的鼓励和肯定的话语后,坐好了身子,点点头。我们心里缓了一口气。

自此我每次查房时,不是摸摸孩子的头,就是拍拍他的肩,让他感受到我对他的重视和关爱。羊年的春节快到了,我和我儿子经过一家玩具店,看到一些小铃铛,我突发奇想,何不把这些铃铛串起来送给宇,他的听力没有受损啊,听到这些铃铛声,肯定会很高兴。当我告诉5岁的儿子为什么要这么做时,儿子特别理解和支持我,我们一起串起了铃铛,然后把铃铛系在一匹吉祥小布羊身上,打算把它送给宇。我内心里多么渴望这匹小羊能够带给宇好运,让他尽快摆脱病魔啊!宇拿到小羊后特别高兴,把它摆在床上,睡觉的时候都抱着它。然而幸运之神没有眷顾这个可怜的孩子,他的头痛越来越厉害,检查显示肿瘤细胞严重侵犯大脑。由于他的床位就在我们办公室隔壁,有一天我突然听到他在嚎啕大哭,以为他又犯头痛了,匆忙来到他床边:"孩子,头痛了吗?""没有。"他抽泣着。"那是你的心里难受,对吗?""是。"他低声回答,但是随即他停止了哭泣,因为再也没有比有人懂他更让他感到安慰了。"宝贝,阿姨一定想办法治好你的头痛,好吗?"我无比怜爱地摸摸孩子的头,心里好沉重!

后来,孩子转到其他医院去放疗了,我心里很放不下他,就经常给那边的主管医生打电话。得知他放疗后头痛慢慢好转了,我打心底为他高兴。但是没多久,又听说他妈妈放弃了让他进一步治疗。虽然我很清楚这个决定对于已负债累累的家庭、疾病类型又极险恶的孩子来说未尝不是个明智的选择,但我心里还是隐隐作痛。但愿能发生奇迹,孩子的疾病会神奇般地好转直至痊愈!

二、我收到的最美的画

紫,是个小小女画家,才9岁的她用着简单的水彩笔和油画棒,却能画出特别生动的画。紫得的是急性粒细胞白血病,一个化疗紧接着另外一个化疗,每次上完化疗后紫的脚趾总会发生甲沟炎,紫因此下不了地,只能在床上画画。她画画的时候,全神贯注、一丝不苟,似乎都感觉不到脚趾头疼了。

有一天,我连续要上36 h班,白天的班上下来我累得已是精疲力竭,正在办公室强打着精神准备继续上夜班。这时候紫给我送来她的画作,这幅画取名"快乐的小孩",画面是以绿草地为主调,一群小孩和家长手牵着手,个个兴高采烈的样子,旁边签了字"送给吴阿姨"。我立马来了精神,所有的倦怠感瞬间消失。我小心翼翼地把这幅画贴在我的工作电脑旁边,每天上班时只要抬头看它一眼,就觉得肩上的担子重了一些。后来,我买了一套水彩笔和油画棒送给了紫,让她继续尽情地描绘这个美丽的世界。

在我的个人主页上，她的妈妈还给我发来这样的感谢信："吴大夫您好！我们在2014年9月份来到你们医院，是咨询了很多人之后慕名而来的。在此之前我们已经绝望了，因为我们这里的医生说这病治不好，让我们放弃。带着一丝希望和忐忑的心情，我们来到了你们医院。恰好您是孩子的主治医生，您那高超的医术与和蔼可亲的态度让我们吃了一颗定心丸。在以后治疗的日子里，您逢问必答、不厌其烦的工作作风更让我们感动。目前孩子病情稳定，治疗效果良好，在此我代表全家向您表示感谢！也希望您医术更精湛，多挽救像我们这样的家庭，祝您万事如意，生活幸福。"我这样回应紫的妈妈："感谢您对我的信任！我将尽自己的最大努力帮助孩子，也请你们一定要有信心，继续配合我们的治疗。紫是个很有灵性和才气的小女孩，每次见到她，看到她的画，都觉得这么一个美好的小女孩一定会勇敢战胜病魔的！加油！"

三、"问题少年"和我成了好朋友

东，是个13岁的男孩，得了一种少见的血液病——不典型慢性粒细胞白血病。虽然不是我主管的孩子，但值班时接触到他，加上办公

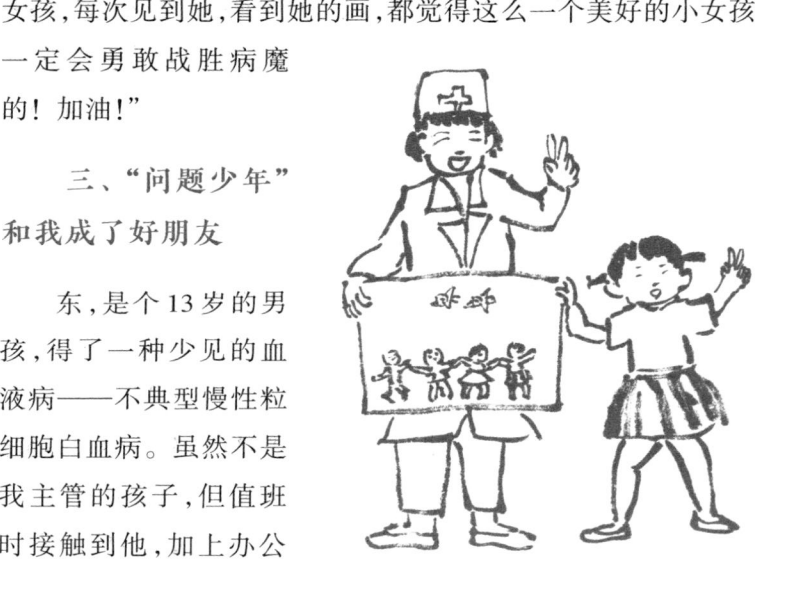

室其他大夫的议论,我感觉这是一个桀骜不驯的"问题少年"。比如,我们去他的房间查房,他总是看我们不顺眼,要么冲我们吼"你们快点给我出去",或者对我们喊"我给你们几万元钱,你们让我明天出院"。

有一天,东要做腰椎穿刺检查,主管大夫有事,把这件事情委托给我。当我们把操作车推到东的床边时,东十分抵触和恐惧,我耐心地向他解释:"孩子,这是一个小操作,可能会有小小的不舒服,但是绝对没有你想象的那么疼。阿姨每天都要给好多孩子做这个检查,他们都能顺利地配合阿姨,我相信你也一定没有问题。"东将信将疑地摆好了姿势,我熟练地给他做完了整个检查。

又一天,我值夜班,东的鼻子出血不止,我赶紧拿来油纱条、凝血酶给他堵鼻子,堵鼻子的过程多少有点不舒服,东总是在反抗。在一番鼓励和劝导下,终于给他勉强堵完了。可他鼻子的渗血还是不止,只能在一线大夫的陪同下去耳鼻喉科进一步填堵。虽然孩子暂时离开了病房,我心里却一直放心不下这个孩子,不时打电话过去问问孩子的情况。孩子被送回病房后,我立刻来到孩子的床边,给他仔细查体,关心地问他:"孩子,怎么样了?不流鼻血了吧?"孩子一把抓住我的手,语气中满是诚恳:"阿姨,我出去一趟才知道,原来你的手那么轻,他们把我弄得疼死了。""傻孩子,他们是专科大夫,没有他们的帮忙,你的鼻子还在流血呢!时间不早了,你好好睡一觉吧!""阿姨,太晚了,你也快去休息吧!"此刻,再也没有什么比这句话更让我感动的了。

四、结语

站在孩子的角度,去理解他们肉体的痛,体会他们心中的苦,用温暖细致的话语和行动去感化他们,作为医生,收获到的将是一份孩子对你的信任、喜爱和依赖,如此,才能抚慰孩子心灵上的苦、治好孩子身体上的病!

第六节　微笑——战胜疾病的利器

近日,我的好大夫在线网站上出现了这样一封感谢信,引起了我的注意:"吴阿姨是我去医院的时候第一个主治医生,我一直都是爸爸在陪床,医院里的所有人对我们父女也很照顾,现在我好了,谢谢吴阿姨!"

显然,这是一个白血病患儿给我写来的感谢信。根据字里行间的提示,我断定应该是婷婷姑娘。她在2009年被确诊为急性粒单核细胞白血病,幸运的是她有一个预后相对比较好的融合基因:$CBF\beta$-$MYH11$。婷婷家来自农村,家里有好几个孩子,生活条件困苦。当年她父亲来陪伴她治病的时候,都是东拼西凑借来的钱。那个时候,是陆大夫带领我接诊了她。陆大夫从事小儿血液病多年,不但临床经验相当丰富,对患儿也总是极富同情心。在她的影响和熏陶下,我们这些后生也总是心怀悲

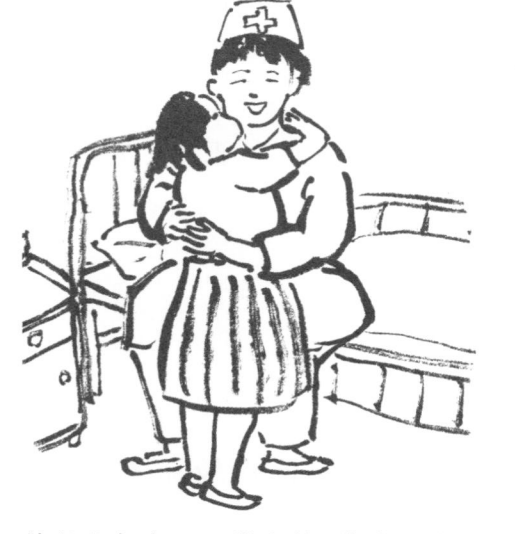

天悯人的职业情怀，对每一个不幸的家庭总是尽我们最大的能力去帮助。

婷婷的病在刚开始治疗时非常顺利，融合基因很快转阴，但大约1年之后基因又转阳了。尽管遭遇穷困的家境、棘手的治疗过程，憨厚的婷婷爸爸却永远面带微笑，婷婷的脸上也总是荡漾着浅浅的笑容。每次见到他们的时候，我们也会不由自主地发自内心地微笑。一个小儿血液肿瘤科医生，心理上承受的压力似乎比一般职业更大一些。每一个可爱的孩子罹患癌症，都会给家庭带来痛苦的经历；对医生而言，当亲手治疗的孩子面临复发、死亡这些不幸时，我们内心的痛苦可能丝毫不亚于孩子的父母，更何况长年累月地干这份工作，这种慢性心理创伤总是难以平复。然而，婷婷父女俩的微笑却给我们一种无形的温暖、力量和信心，在我们锲而不舍的坚持下，婷婷的融合基因再次转阴，并且顺利停药。婷婷从发病到现在已经成功闯过了白血病复发高风险的前5年，算是治愈了。她的一句简简单单的"现在我好了"，真是让我非常感动和欣慰！

祝福婷婷一家人！愿婷婷未来的人生之路永远有微笑相伴！

◎ 后记

　　"十年磨一剑"，从我第一次接触医学科普到现在，已经过去整整10个年头了，当我把这10年来的科普文章、临床经验集结起来，不经意间已经可以出版一本小书了。

　　6年前，我到在出版社工作的好朋友谯洁那里做客，和她半开玩笑地说："以后我如果要出书，你可要帮帮我。"今年，当我把出书提上日程，请求谯洁帮忙时，她热心地帮我联系到了上海科技教育出版社，让我这个从来没有出书经验的医生能够顺利地把曾经的梦想变为现实。

感谢上海科技教育出版社的吴越同志,不厌其烦,多次和我细致沟通本书出版的各种细节。

本书的科普文章大多数来源于我工作中遇到的真实临床案例,书中提到的"张主任"就是我的研究生导师——北京大学人民医院儿科张乐萍教授,她多年来对我言传身教,让我逐步具备了扎实的专业基础和丰富的临床经验,本书的出版也是她多次督促我努力的结果。感谢我曾经的工作单位北京大学人民医院儿科的全体同事,和她们相处的十余年,我得到了她们无私的教导、真诚的帮助,她们对学术孜孜不倦的追求、对工作的高度认真、对患儿的细致体贴极大地影响了我的职业生涯。感谢我现在的工作单位北京大学首钢医院的领导和同事,她们对我的支持、信任和包容,让我在这个平凡、普通的儿科岗位,工作得充实而又幸福!

特别感谢北京大学首钢医院顾晋院长,在百忙之中亲自阅读我的书稿,为我的新书仔细作序。

感谢画家周洪科老师,他在接到我为本书画插图的请求后,欣然应允,根据我的文稿认真创作了多幅生动有趣的插画,为本书增色了不少。

感谢多年来一直在我身边的好朋友们,她们对我的友爱和关心,让我体会到这人世间至真至诚的友情,让我无论何时面对人生的风风雨雨,都充满力量,和大家一起享受精彩美好的人生!

感谢我的患儿和家长们,她们面对疾病的坚强、勇敢和乐观,让我深深地感动,也倍感自己肩上的任务重大。让更多的家长了解学习更多的疾病知识，做智慧的家长，一直是我心里最大的愿望，正因为此，我在医学科普创作的这条道路上不敢懈怠、只争朝夕！

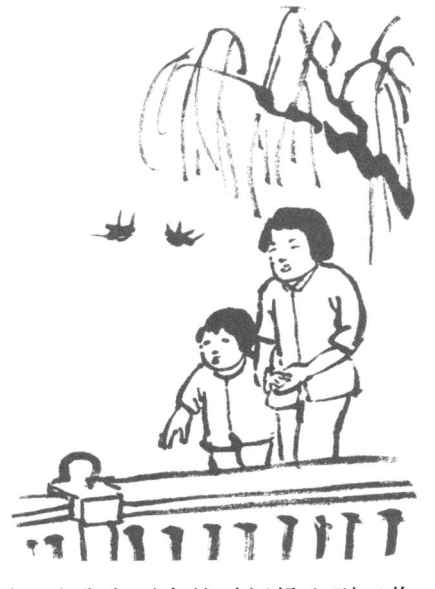

最后，要深深地感谢我的家人！感谢父亲遗传给我坚毅、乐观、开朗的性格，让我面对人生中各种困难永不言弃、勇往直前！感谢母亲多年来为我分担了繁杂的家务和育儿事务，让我有更多的时间投入到工作和写作中。感谢爱人对我无微不至的照顾和关爱，鼓励我在人生道路上不断去追求自己的梦想。感谢我的儿子，陪伴着他健康长大，我深切地体会到作为一名儿科医生的荣耀和幸福！

由于个人水平及经验所限，本书不免挂一漏万，还恳请读者们不吝批评指正，以便再版时进一步完善书稿内容。

最后，祝所有的家长在育儿道路上都能和孩子一起快乐成长！

吴　珺

2021年11月